U0223954

图解健康系列

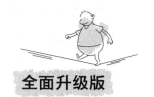

全面升级版

糖尿病
看这本就够了

陈罡 编著

化学工业出版社

·北京·

图书在版编目（CIP）数据

糖尿病看这本就够了：全面升级版/陈罡编著.—2版.
—北京：化学工业出版社，2019.1（2025.1重印）
（图解健康系列）
ISBN 978-7-122-33197-7

Ⅰ.①糖… Ⅱ.①陈… Ⅲ.①糖尿病-防治-图解
Ⅳ.①R587.1-64

中国版本图书馆CIP数据核字（2018）第238777号

责任编辑：赵玉欣 王新辉　　　　　　　　装帧设计：尹琳琳
责任校对：边　涛　　　　　　　　　　　　内文插图：德重恩弘

出版发行：化学工业出版社（北京市东城区青年湖南街13号　邮政编码100011）
印　　装：大厂回族自治县聚鑫印刷有限责任公司
710mm×1000mm　1/16　印张14　字数207千字　2025年1月北京第2版第7次印刷

购书咨询：010-64518888　　售后服务：010-64518899
网　　址：http://www.cip.com.cn
凡购买本书，如有缺损质量问题，本社销售中心负责调换。

定　　价：39.80元　　　　　　　　　　　　　　　版权所有　违者必究

有人说，我们对疾病的了解每进一步，疾病就会后退十步。

但这里面，要附加一处解释和一个前提。

一处解释是："我们"是指谁——是科学家？是医生？还是患者自身？

我的答案是：都是。

医学知识的传递，总是由科学家到医生，再由医生传递给患者。基础研究领域的科学家们开疆拓土，当他们攻下一座城池后，迅速地交给医生们，然后转身继续在未知的领域前行；医生们接手城池后，尽职尽责，打理城池里的大小事务，令这座城池成为患者们的庇护所；而患者们，也不仅仅只是这座城池里的过客，他们不应该被动地住在这座城池中，如果他们慢慢熟悉这里边的一草一木，他们便会成为掌控这座城池的真正主人。

科学家的每一步，是抽象的，是大胆的，也是令人遐想的；医生的每一点进步，是踏实的，是细致的，也是予人慰藉的；而患者对疾病的每一点了解，是具体的，是最真实的，也是最有利于自己的。

说完了这处解释，我们再说一个前提，那便是：正确的理解。

如今的信息时代，有关健康的书籍鱼目混珠，朋友圈里的健康谣言更是"野火烧不尽，春风吹又生"，若没有基本的医学通识，或者不尝试科学的求证，这些错误的信息轰炸，对患者而言，无疑是"二次伤害"。

由于长期在临床一线工作，我见过太多迷信偏方、听信传言的患者，他们的眼中浸满了不解，口中念念有词："明明我一一照做了，怎么反而变坏了呢？"

这些不解和困惑充斥着我行医的日常，也鞭策我在2010年出版了第一版《糖尿病看这本就够了》。或许是长期科学论文写作养成的习惯，在下笔的过程中，虽不敢说字斟句酌，然书中林林总总，但求有明确而权威的出处，力求把准确的信息传递给读者。当初之所以想写本书，想法也是很简单，我想：我的声音可能是很薄弱的，但正确的声音哪怕只要多那么一点，错误的观点就会被稀释一点。

一晃八年过去，时代飞跃。医学知识的更新也像是被按下了快进键，糖尿病相关的知识更新层出不穷。这本卖了八年的书，尽管销量不减，但书名中的"就够了"三个字已然是名不符实。

于是，我打算给第一版书动一场大手术。

陈　罡

2018年12月于波士顿麻省总医院

目录

目录

目录

目录

目录

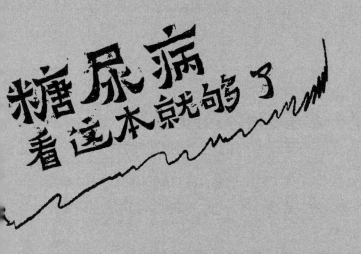

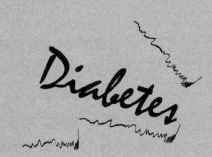

开篇

糖尿病要想治好，你必须自己出手

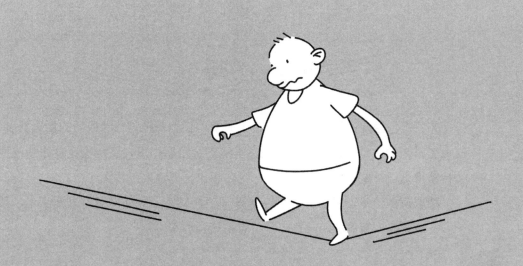

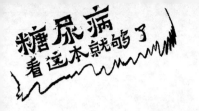

糖尿病是一辈子都治不好的病吗

有些患者得知自己患糖尿病的时候，犹如晴朗的天空瞬间乌云密布，情绪一下子落到了最低点。其中最大的原因是，在人们的印象中，糖尿病是一辈子都治不好的。事实上果真如此吗？

除了"晴天霹雳"的情绪转变以外，患者还会有满脑子的疑问：糖尿病究竟是什么？为什么我会得糖尿病？糖尿病有什么危害？糖尿病该怎么治？……这一个个的问号，我们会在本书中为读者朋友们一一解答。

一些读者可能听说过，糖尿病和生活习惯密切相关，也就是人们口头常常提到的"富贵病"。所以，又一个问号在读者脑中诞生：为什么同样这么生活的人还健健康康的，唯独我得了糖尿病呢？简单说来，那是因为糖尿病是具有遗传倾向性的。关于糖尿病的发生，医学里有一个很贴切的比喻：遗传因素将子弹上膛，生活习惯扣动扳机。遗传是一件神奇的事情，是难以人为改变的。从这个角度出发，糖尿病确实是一辈子也治不好的病。

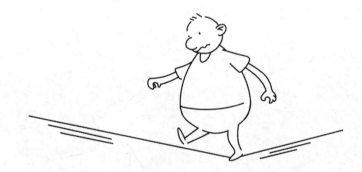

容易得糖尿病的体质，或许你无力改变，但要想控制住糖尿病的发生发展，过上正常人的生活，却绝对不是空想。从这个角度出发，要是能让糖尿病的病情持续稳定，一辈子和你和平共处，不就相当于"治好"了吗？

糖尿病的治疗涉及方方面面，但万变不离其宗，大体上可分为两步走：第一步，改善高血糖的状态；第二步，维持这种改善的状态。

糖尿病是遗传病？子孙后代都会得病？

本书开篇就提到了糖尿病和遗传的关系。有些读者看了难免担心：我得了糖尿病，那我的孩子将来也会和我一样吗？

在此，有必要作个说明，我们所说的"糖尿病有遗传倾向"并不意味着糖尿病就是单纯的遗传病。也就是说，子女从糖尿病亲属那儿遗传到的只是容易得糖尿病的体质，并不是糖尿病本身。换句话说，父母得糖尿病，并不意味着子女迟早也会得糖尿病。

具有糖尿病倾向的体质，再加上不良的生活习惯，才会真正地导致糖尿病。因此，如果你是一位糖尿病患者，请注意培养孩子良好的生活习惯，把发病的诱因扼杀在萌芽阶段，就可以让孩子健康成长。

糖尿病治疗的目标：血糖值恢复正常并保持正常

大多数的疾病治疗，都是由医生作出诊断，然后吃药、打针。糖尿病却有所不同，医生的诊断和治疗建议固然重要，但绝无"妙手回春"之力。要想治好糖尿病，还得靠你自己的积极参与。

糖尿病是一种典型的"生活习惯病"，是不良生活方式造成的。解铃还须系铃人，如果不改善不良的生活习惯，任何神丹妙药也无济于事。

改变从前的生活方式，医生所能够做到的也只是提出建议。是否接受这些建议，是否付诸行动，全取决于你自己的意志。同样的生活习惯，有些人认为是贪食、慵懒的，而有些人看来却是在享受生活的"安逸"。如何选择，只有自己能决定。能改变自己的只有自己！自己不行动起来，再好的治疗也是空谈。主动参与糖尿病的治疗，是真正治疗的开始，也是回归健康的关键。

大多数的糖尿病患者都是在遗传基础上，在不良生活习惯的不断刺激下，最终发病的。但具体到某一个特定的患者，又有各自不同的细节：张三的发病原因是甲，李四的发病原因是乙，王五的发病原因是丙＋丁……

正因为这许许多多的不同，所以糖尿病的具体治疗也没有所谓的"大力神丸"，需要针对患者需要实施个性化的治疗。每个患者需要改善的生活习惯不同，使用的药物有别，需要治疗的并发症各异……治疗体系纷繁复杂，邻居家老王的"灵丹妙药"对你而言可能反而添乱。

尽管如此，糖尿病的治疗确实有一个共同的目标：使异常升高的血糖值恢复正常，并保持下去。

得了糖尿病，如何切实有效地开展治疗

立即行动起来

有些患者，在得知自己得了糖尿病，震惊之后，懊恼之余，还始终不肯接受自己是一个糖尿病患者的事实。于是，迟迟不开始治疗。

扁鹊有云："疾在腠理，汤熨之所及也；在肌肤，针石只所及也；在肠胃，火齐之所及也；在骨髓，司命之所属，无奈何也。"糖尿病的治疗也是如此，越早开始治疗，就越容易控制病情。因为随着病情的发展、并发症的发生，治疗也日益变得复杂和困难。因此，我们希望每一个糖尿病患者在闻知自己病情的第一时间，就着手计划治疗。

不迷信药物

当你费了老半天劲，挂了一个糖尿病的专家门诊。老专家仔细询问了你的病情后，却不给你开药，唯独告诉你改改吃东西的毛病，好好锻炼身体。然后你满脑子懊恼地走出了专家门诊，嘴里嘟囔着：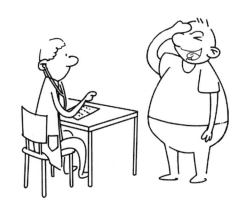
"什么专家呀，就没有给我好好看病！"

这样的场景并非虚构，现实生活中并不鲜见。其实，老专家已经给你好好看病了，是你自己曲解了医生的用心良苦。

当糖尿病病情较轻时，只要好好调整自己生活的状态，血糖还是有可能恢复正常的。这正是糖尿病这种生活习惯病的一个特点。

事实上，在后面的章节中我们会详细介绍，饮食疗法和运动疗法恰恰就是糖尿病治疗的支柱。有时候，只要你努力做好这两方面，血糖就会奇迹般地回落至正常，不辜负你这段时间的努力和付出。如果你不重视饮食和运动，没有掐断糖尿病这种生活习惯病的根源，再好的药物也爱莫能助。这就好比斩草未除根，草儿们自然会"野火烧不尽，春风吹又生"。

当医生向你建议饮食和运动疗法时，你要试着去全面了解实施的步骤和具体内容。只有你了解得深刻，才会有足够的行动力去尝试饮食和运动疗法，而不会固执地拘泥于"是病就得用药治，不用药就好得慢"的错误观念。不积跬步，无以至千里，不积小流，无以成江海。只要你坚定脚步，一步一个脚印，在发力中也就实现了到达。

掌握初步的知识

知己知彼，百战不殆。当你向糖尿病宣战时，如果对这个敌人没有些许的了解，自然不会有打胜仗的底气。医学又是一门博大精深的科学，你要想在短时间内彻底成为自己的"医生"也绝不可能。但糖尿病的治疗确实也需要患者的配合，从疾病治疗出发也罢，从医生的愿望出发也罢，都希望患者能对糖尿病有一些基本的了解。

说起来，这也不难。在糖尿病的治疗过程中，你会定期复查和随诊。在这个过程中，你会接触到各种化验方法，听医生介绍各种治疗方法，如果你有什么不

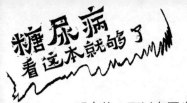

明白的，可以向医生询问，大部分医生会尝试用通俗的方式向你作出解释，这样，你关于糖尿病的知识也会日渐丰富，久而久之，你就成为自己的"专家"了。

让患者对糖尿病有起码的认识，也正是本书的初衷。本书尽可能用通俗易懂的方式介绍糖尿病，尽量让大多数糖尿病患者都能读懂。希望通过阅读本书，你能够解答心中的困惑，树立对糖尿病治疗的信心和决心。

听医生的话

当你去就诊时，医生会根据你的病情，为你制定具体的治疗策略，并会对你提出善意的忠告。对于医生的建议，切莫当做耳边风。认真履行，你将会获益良多。

医生给你建议的时候，会针对你个人的特点列出一些具体办法。这些建议和办法，可不是一拍脑袋想出来的，而是在综合你当前的化验结果、评估疾病状态后认真考虑的结果，是对你一定时期内病情的总结。在你认真履行了医生建议之后，在以后随诊的过程中，医生可以根据你的病情变化进一步改良治疗方案，使你的治疗保持连贯性。

定期随诊不可少

虽然我们一直强调患者要积极参与糖尿病的治疗，但并不是说患者要全权背负治疗的重担，医生的帮助还是必不可少的。自己的病情进展到什么程度了？自己需要改正的不良习惯有哪些？自己需要开始使用药物吗？自己现在的用药对不对呢？……这些问题的答案，就让医生来为你揭示吧！

随着治疗的开展，患者最关心的就是"病治到什么程度了？"，因此，对糖尿病患者而言，定期随诊也是必不可少的。

闻道有先后，术业有专攻。不同的专科医生有各自擅长的领域，同一专科的医生也有经验的差别。每个糖尿病患者都希望有一个经验丰富的内分泌大夫为自己长期诊治，如此固然最好。但我国目前的医疗资源还有限，患者的这个愿望也不易实现。其实，糖尿病是常见病、多发病，不少内科医生都有相当丰富的经验，病情较轻的患者，社区门诊或普通内科医生都能帮到你，而病情复杂、合并症较多的患者，我们自然推荐你看专家门诊。

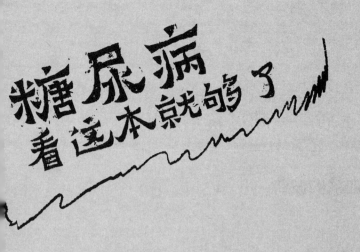

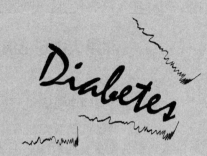

第一章
甜蜜杀手，掀起你的盖头来

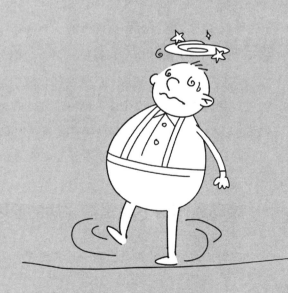

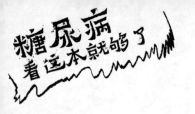

糖尿病的本质——胰岛素不够用了

健康人能够控制血糖的波动

什么叫血糖值?

血糖就是我们血液中流动的葡萄糖。当我们进行体力和脑力活动时，葡萄糖都是不可缺少的能量来源，因此，每时每刻，都有一定量的葡萄糖在我们体内流动。我们把血液中葡萄糖的浓度叫做血糖值。

健康人能够控制血糖的波动，空腹时血糖能稳定在3.8 ~ 6.1毫摩尔/升之间，进餐后血糖不会超过7.8毫摩尔/升。

人体怎么维持血糖正常?

血糖值之所以能在一定范围内波动，这要归功于我们体内的几种激素。

当我们饿肚子时，或者刚刚进行了剧烈运动之后，作为能量来源的血糖便会减少，身体要想进一步的活动就要提高血糖值。这时，肾上腺素和胰高血糖素这两种激素就会刺激身体产生葡萄糖，相应地，血糖值就会升高。

饱餐后，随着营养物质的吸收，血糖值也会随之提升，但这些吸收的葡萄糖不会都作为能量被马上消耗掉，多余的部分将会以糖原的形式储存在肝脏和肌肉细胞中，如果还有盈余，就会转化成中性脂肪，储存在脂肪细胞中，这个过程，我们称为葡萄糖代谢。活跃在这个代谢中的激素就是胰岛素，在它的帮助下，我们能把富余的葡萄糖储存起来，同时将血糖值调节到正常范围。

胰岛素是人体内唯一能使血糖下降的激素。

胰岛素作用不足是糖尿病的原因

如果我们身体里调节血糖的几种激素能够齐心协力、尽职尽责地工作，就

我们身体内的胰岛素是哪里来的呢？

在我们肚子的左上方，胃的正后方，有一个不太显眼的小器官，它就是胰腺。胰腺虽小，但作用可非同小可，可以说，它是人体中最重要的器官之一。它是一个"内外兼修"的腺体，同时具备内分泌和外分泌功能，其生理作用和病理变化都与生命息息相关。

作为外分泌腺体，胰腺向十二指肠内分泌胰液，其中含有的多种消化酶在食物消化过程中起着"主角"的作用。特别是我们吃进肚子的脂肪，离开胰腺的帮助，消化可要大打折扣。

胰腺的内分泌功能来自于众多调节血糖的"高手"，它们星罗棋布地盘踞在胰岛上。当胰岛细胞感觉到血糖升高时，使血糖下降的"高手"——胰岛素便迅速分泌到血液中。"高手们"居住在胰岛的B细胞中。如果它们的"功力"下降时，血糖值便难以下调。

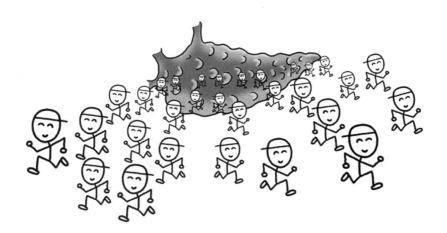

另一群"高手"居住在胰岛的A细胞中，它们是胰高血糖素，具有使血糖升高的本领。

可以把血糖值维持在正常范围内。但如果胰岛"消极怠工"而致胰岛素分泌不足，或者胰岛素的"工作能力"不强（在医学上我们称之为"胰岛素抵抗"或"胰岛素敏感性下降"），血糖值就会蹭蹭上升。身体若是长期处于这样的状态，便是得了糖尿病。

在糖尿病的萌芽阶段，往往只是餐后血糖值升高，而空腹时却是正常的。在这个时候，如果我们对此置之不理、我行我素，再过一段时间，升高的可就不仅仅是餐后血糖值了，空腹血糖值同样也会步步升高。

人体是一个精密的设计，各个器官都能够自我调节，对于许多疾病，都有自我治疗和调整的能力。但单凭身体的自身能力，要想治愈糖尿病，往往难以"功德圆满"。也就是说，一旦得了糖尿病，没有经过合适的治疗，高血糖的持续状态是难以改善的。

另外，糖尿病不像其他疾病那样"惹人注意"。哪怕我们得了感冒这样的小病，也会有头痛、肌肉痛、咳嗽、流涕甚至发热等令人不舒服的症状，但糖尿病没有发展到一定阶段，患者是不会有明显不舒服的。也就是说，要想知道自己的血糖是否正常，只能通过客观的检查手段。

糖尿病的罪魁祸首——不良生活习惯

如果有明确的糖尿病家族史，自己又不注意保持良好的生活习惯，在贪食、肥胖、运动不足、工作压力等诱因下，也很可能导致糖尿病。这便是我们平时耳熟能详的2型糖尿病。据统计，在我国93.7%的糖尿病患者是2型糖尿病。

这些年来，随着物质生活的改善、生活节奏的加快，人们越来越不注意培养良好的生活习惯，昔日的"富贵病"也飞入寻常百姓家。并且，2型糖尿病患者出现年轻化趋势，在内分泌病房中的糖尿病患者，青少年甚至儿童的身影也变得常见。

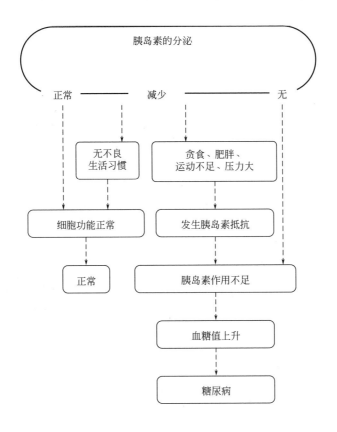

　　我们接触的大部分糖尿病患者都是2型糖尿病，他们大多是由不良生活习惯造成的。

　　但也有些患者并非如此，其发病归咎于社会环境和生活环境，比如精神压力大、过度操劳、年龄增长等。部分临床病例证实，一些从不暴饮暴食的人，也不幸患上糖尿病，究其病因，推测是长期的精神紧张造成的，如长期连续加班赶活、职场人际关系复杂等。

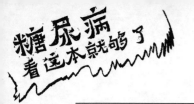

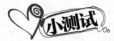

这些容易引起糖尿病的不良生活习惯你有吗?

下面各项是容易引起糖尿病的不良生活习惯，各位读者，看看你有没有这些不良生活习惯，有则改之，无则加勉吧!

○饮食不规律

○进食速度太快

○常暴饮暴食

○经常加餐和夜间进食

○偏爱油腻食物，不常吃蔬菜、水果

○经常吃快餐

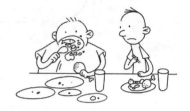

○不注意自己体重的变化

○好饮酒，一周饮酒5日

○一天饮用饮料超过2瓶

○吸烟

○精神压力大

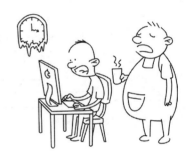

○办公室工作，不经常走动

○常有通宵劳作，休息不充分

○不经常运动

○没多远的距离，也喜欢乘车而不步行

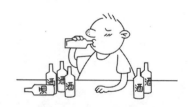

○上下楼总使用电梯

1～5条：健康指数★★★☆☆，你该多花些时间关心一下自己的身体了。

6～10条：健康指数★★☆☆☆，你该警惕糖尿病悄悄走近的脚步了。

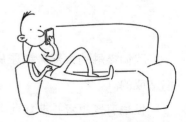

10条以上：健康指数★☆☆☆☆，再不改善生活方式，就后悔莫及了。

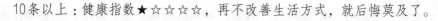

糖尿病为什么"青睐"中国人？

我们先来看一组数字：2.446亿、4000万和6000万。这一个个庞大的数字都和糖尿病的人口有关。2.446亿，是截至2007年全球糖尿病患者的数量。4000万，是中国2008年的糖尿病患者人数。6000万，是根据目前中国糖尿病增长速度，预计2025年时中国糖尿病患者的数量。由此可见，在全球范围内糖尿病都是一种严重的健康问题，而中国在不远的将来，或将面临更加严峻的形势。

在世界范围内，除了瑙鲁人和印第安人外，恐怕我们中国人最容易得糖尿病。这个事实，可能要让不少人大跌眼镜。

瑙鲁十人九胖，糖尿病患者约占总人口的30%，为世界之最；美洲印第安人和华人糖尿病发病率是白人的2倍以上；此外，非洲毛里求斯华人的糖尿病患病率高达20%。瑙鲁人、印第安人和中国人有一个共同特点：饮食以高碳水化合物（糖和淀粉）为主。

2013年的全国性研究揭示：我国成年人中糖尿病的患病率为10.9%，而在成人中处于糖尿病前期者的比例高达35.7%。这个比率在年龄较大的人群、农村居民、超重和肥胖者中更为显著。

中国传统的饮食以五谷为基础，五谷的主要成分也是糖和淀粉，但过去中国糖尿病患病率并不高，三四十年前，中国人几乎和肥胖、糖尿病"绝缘"。这又是怎么回事呢？原因在于：导致糖尿病的真正杀手是精制碳水化合物，如果饮食以天然碳水化合物或粗粮、全麦为主，糖尿病并不会大规模爆发。值得反思的是，随着生活水平的提高，我们的粮食越吃越细，并出现越来越多的快餐等垃圾食品，致使我国糖尿病患者呈爆发式发展。

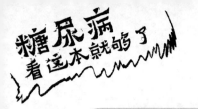

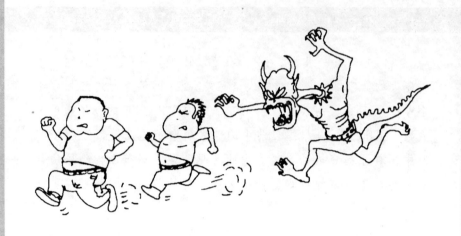

　　另外，有统计数据显示，中国人分泌胰岛素的能力较欧美人差，大约仅相当于欧美人的1/2。所以，虽然欧美人中体重超标者远多于中国人，但患糖尿病的比例却不那么大。对欧美人而言，比起糖尿病，肥胖之人更容易患上动脉粥样硬化。

糖尿病的其他几种常见病因

　　我们已经了解到，糖尿病是由于胰岛素分泌不足或作用不足导致的。但又是什么让好好的胰岛素变成这样的呢？

自身免疫

　　我们可以把免疫形象地理解为身体内的巡逻警察，帮助我们逮捕并清除入侵的"坏蛋"，通过免疫，人体能把外来侵略者、异物和衰老组织排出体外。但有时候，免疫系统也会犯错误，将身体正常组织当做"坏蛋"并发动攻击，这就是所谓的自身免疫。自身免疫的"战场"若发生在胰腺，导致胰岛B细胞受到伤害，便会发生糖尿病。我们把这一类型的糖尿病称为1型糖尿病。

糖尿病患者通过检查发现谷氨酸脱羧酶（GAD）抗体、抗胰岛细胞抗体（ICA）、抗胰岛素自身抗体（IAA）等自身抗体，便可以诊断为1型糖尿病。研究发现，1型糖尿病是一种与多基因有关的疾病，如果父亲患有1型糖尿病，其儿女约有5%的机会患上1型糖尿病。此外，环境因素和病毒感染也可能是诱因，但也有不少病例无法探寻到胰岛细胞破坏的原因。

1型糖尿病可在儿童时期发病，它和生活习惯的关系并不密切。在我国1型糖尿病发病率并不太高，仅有5.6%的糖尿病患者是1型糖尿病。

妊娠

有些女性，在怀孕前血糖好端端的，妊娠期间突然出现血糖升高，而分娩后又可能恢复正常。这一类糖尿病称为妊娠期糖尿病。

妊娠期糖尿病一经诊断，就应该马上开始治疗，不然的话，高血糖状态对母亲和胎儿都会产生不良影响。

值得注意的是，患妊娠期糖尿病的女性，具有成为"真正的"糖尿病患者的潜质。因此，即便分娩后血糖值恢复正常，在今后的一段时间里，也应该定期进行血糖值测定，以及时觉察到血糖的变化。

其他病因

还有一些特殊的原因，也会引起糖尿病，比如慢性胰腺炎等胰腺疾病导致的糖尿病，甲状腺功能亢进症（甲亢）、库欣综合征等内分泌异常伴发的糖尿病，因胰腺肿瘤行胰腺摘除术后引起的糖尿病。我们把这一类糖尿病称为继发性糖尿病。妊娠期糖尿病和其他继发原因的糖尿病较为少见，在我国仅占糖尿病患者总数的0.7%左右。

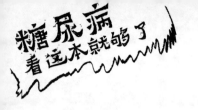

能感觉到的时候，病情已经很重了

1型糖尿病的进展通常较为迅速，一得病患者很可能就会有各种不适反应。和1型糖尿病不同，2型糖尿病的进展是一个缓慢的过程，在疾病初期，除了血糖值增高以外，患者觉得自己就是个"正常人"。随着病情的进展，患者才会逐渐察觉到口渴、好饮水、喜甜食等症状。

当然，有些读者看到这里会有疑问："不对呀，医生告诉我患有糖尿病的时候，我已经出现这些症状了啊。"其实，这只是因为你在被诊断出糖尿病的时候，糖尿病本身已经悄然伴随你好长一段时间了，此时病情在一定程度上已经进展了。

糖尿病病情进展后，你身上可能出现的各种不适，一部分是高血糖引起的，一部分是糖尿病并发症引起的。关于糖尿病的并发症我们会在以后的章节中具体讲述。

高血糖引起的不舒服

血糖升高的时候，身体不容易把食物转化为营养物质来利用，身体则得不到充分的能量供应，便容易发生疲劳，出现消瘦、食欲增加等现象。糖分从肾脏排泄时需要大量的水来溶解，便会出现多尿现象。水分的大量流失又会引起烦渴不适，因此患者喜欢大量饮水。多饮、多尿、多食，体重减轻，就是我们平时常说的糖尿病患者的"三多一少"症状。正因为糖尿病这种消瘦、烦渴的现象，在我国古代又被称为"消渴病"。

并发症带来的不舒服

在后面的章节中我们会谈到，长期的高血糖状态会引发各种各样的并发症，并且有各自不同的临床表现。

部分读者可能听过一些糖尿病引起的耸人听闻的并发症，比如：张大爷因糖尿病失明了，李大妈得了糖尿病足最后截肢了，赵大叔因糖尿病引起肾衰需要透析治疗。的确，这些悲惨的故事都是放任糖尿病发展的真实结局。

冰冻三尺，非一日之寒。糖尿病患者在出现各种并发症以前，会有种种相关的不适，这些症状是并发症的前兆，也是友善的警示灯，提醒患者应该更加爱惜自己了。

下面，我们归纳了一些典型的由高血糖和并发症引发的种种不适，读者朋友不妨作个自我检查吧！

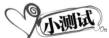

这些不适症状你有吗？

高血糖引起的不适

○异常口渴

○尿量或频次异常增加

○食欲异常增加

○经常感到十分疲惫和倦怠

○喜欢大量饮水，尤其是冷水

○突然喜欢吃甜食

○吃得多了，体重反而变轻了

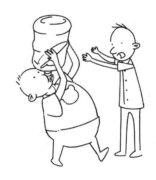

并发症引起的不适

○视物出现重影

○视力下降

○头晕，站立时出现黑蒙

○容易得牙周病

○身上皮肤容易出疹、发炎

○皮肤发痒

○步行中容易出现脚痛，难以继续步行，休息后可以好转

○手脚肢端麻木

○手足冰冷

○小腿经常抽筋

○脚面浮肿

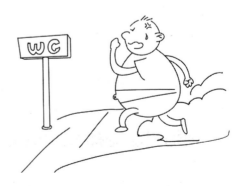

○脚受伤后容易引起化脓性感染

○容易便秘或腹泻

○性欲减退

○勃起障碍

判断有没有患糖尿病我该做什么检查呢

尿糖筛查意义并不大

糖尿病，顾名思义，也就是说尿中有糖分。事实上也是如此，糖尿病最开始被发现的时候，就是源于患者尿中的甜味。

肾脏功能正常的话，血糖值超过8.9 ~ 10.0毫摩尔/升的时候，便可以在尿中检测到葡萄糖。由于正常的血糖值不超过7.8毫摩尔/升，所以在健康人的尿中是不会发现葡萄糖的。根据尿糖的检查结果，我们可以间接推测受检者的血糖值是否超出正常范围。

检查时，将尿糖试纸浸于受检者进餐后2小时（这时的血糖水平最高）的尿液中，观察试纸颜色的变化，以检测受试者尿液中是否存在糖分。

但是，如果肾脏存在病变，或者先天存在个体差异，部分受检者在血糖值正常时也会出现尿糖测试阳性，我们称之为"肾性糖尿"。此外，进食方式、劳累、高龄等因素也可能导致尿糖的出现。这些情况下我们都不能判定受检者是糖尿病患者。因此，光靠尿糖检查来诊断糖尿病是不够确切的。

所以，我们提糖尿病，可不能把视线仅仅放在尿糖上。

血糖测定是确诊必备项目

我们知道，血糖值是不断变化的，进餐、运动等因素都会影响血糖值。因此，在什么时间段进行血糖值测定是有讲究的，临床上可分为三种方法：随机血糖测试、空腹血糖测试和口服葡萄糖耐量试验。

随机血糖测试

从字面上理解，"随机"二字说明这项检查不受时段的影响，任何时候都可以进行。相比其他两项检查，这是最为方便的血糖测定方法。通过这项检查，如果受检者的血糖值大于11.1毫摩尔/升，便可拟诊为糖尿病。择日再随机测两次血糖值，若血糖值仍居高不下，就可以考虑诊断为糖尿病。

如之前所说，糖尿病早期的时候，空腹血糖可能不升高，仅仅是餐后血糖升高。如果随机血糖测试的时间与餐后时间离得比较远，有可能会被遗漏。因此，我们需要结合其他血糖测试方式。

空腹血糖测试

这项检查一般在进食晚餐8～10小时后进行，因为此时血糖受食物的影响最小。如果受检者的空腹血糖值大于7毫摩尔/升，可拟诊为糖尿病。再配合随机血糖测试，若随机血糖值大于11.1毫摩尔/升，就可以诊断糖尿病。

口服葡萄糖耐量试验（OGTT）

这项检查要求受检者在测得空腹血糖后，饮用75克葡萄糖粉，然后再测定其血糖值的变化。一般我们检查服用葡萄糖粉后1小时和2小时的血糖值。根据空腹和服用葡萄糖粉后2小时的血糖值，可以判断受检者是否患有糖尿病。

当静脉空腹血糖＜6.1毫摩尔/升，OGTT 2小时血糖＜7.8毫摩尔/升，说明人体对进食葡萄糖后的血糖调节能力正常；当静脉空腹血糖≥7.0毫摩尔/升或OGTT 2小时血糖≥11.1毫摩尔/升，说明人体处理进食后葡萄糖的能力明显降低，可以确诊糖尿病；当静脉空腹血糖＜7.0毫摩尔/升并且OGTT 2小时血糖介于7.8～11.1毫摩尔/升之间，说明人体对葡萄糖的调节能力轻度下降，也就是所谓的糖耐量减低；当静脉空腹血糖介于6.1～7.0毫摩尔/升之间，且OGTT 2小时血糖≤7.8毫摩尔/升，说明人体对进食葡萄糖后的血糖调节能力尚好，但对空腹血糖调节能力轻度减退，意味着空腹血糖受损。

OGTT试验中，餐后1小时的血糖值不能作为诊断糖尿病的标准，但如果此时的血糖值大于10毫摩尔/升，即使最后根据空腹血糖和服用葡萄糖粉后2小时血糖值这两个标准判断为正常血糖，也不能因此掉以轻心。这种餐后血糖迅速上升后又迅速下降的状况，可见于甲状腺功能亢进症、胃大部切除术后的患者。这些人具有发展成为糖尿病的"潜质"，需要分外留意自己的血糖值变化。

OGTT试验是较为精确的诊断方法，通过它还可以得到随机血糖测试和空腹血糖测试无法知晓的信息。

此外，进行OGTT试验时，若同时测定空腹、餐后1小时、餐后2小时的胰岛素和C肽水平，还有助于了解受检者进食和胰岛素分泌的关系，以及胰岛B细胞的贮备功能。

✚ 小知识栏

医生说我糖耐量受损，怎么办呢？

当第一次听说自己"糖耐量受损"的时候，每个人的反应是不同的。有的人长长地舒了一口气："还好，我还不是糖尿病！"有的人则愁眉苦脸地说："糟糕，我是不是很快就要得糖尿病了呢？"

的确，这种"临界"的诊断总是让人困惑。而事实上，2型糖尿病的发展过程中总是要经历这么一个"临界"的状态，这意味着糖耐量受损是糖尿病的警示牌。当然，一部分患者会长期持续这种"临界"的状态，经过一段时间的调整，甚至还能恢复成正常血糖。但由于大多数人没有下决心去改变原有的生活习惯，最终是从临界状态变成了真正的糖尿病患者。

很多"临界"状态的患者，同时也并存高血脂、高血压等疾病，若这些因素长期存在，还容易发生动脉硬化，最终导致心血管疾病。因此，"临界"状态的患者不应无视"糖耐量受损"，这张"临界"状态的警示牌正在提醒你：要重视良好生活习惯的养成，快点儿着手调整饮食结构，进行适量运动。

糖尿病确诊后还有哪些检查必须做

疾病的诊断是为了更好的治疗。通过血糖的检查诊断糖尿病，仅仅是迈向治疗的第一步。接下来，我们要通过一系列检查来探寻糖尿病的可能原因、分型和严重程度。

用于了解血糖平均状态的检查

血糖受多种因素的影响，它的数值不断变化，我们之前提到的各种血糖测试，只能了解某一个时间点的血糖值，提供的信息量不足以呈现一定时期内的血糖全貌。单纯根据这一个个"时刻点"来制定和调整治疗方案难免片面，因此，我们需要通过检查了解一定时期内血糖的整体情况。

医生常常建议进行以下三种检查：糖化血红蛋白（HbA1c）、糖化血清白蛋白（GA）和1,5-脱水葡萄糖醇（1,5-AG）。它们都能展现过去一定时间段的血糖平均水平（表1-1）。也正因为这个特性，在糖尿病的治疗过程中，也可以根据它们来评估血糖控制的总体趋势。

糖化血红蛋白（HbA1c）

血液中红细胞的主要成分是血红蛋白，糖化血红蛋白就是血红蛋白和血糖相结合的产物。血糖与血红蛋白的结合过程很缓慢，但一旦结合之后就不离不弃，在红细胞死亡之前一直捆绑在一起。

红细胞的寿命为120天，平均60天，由此推算，糖化血红蛋白的比例，能反映测定点之前1～2个月内血糖的平均水平，这对于了解糖尿病的控制情况提供了重要参考。因此，糖化血红蛋白是目前重要的一段时间内血糖控制情况的评估指标。

糖化血清白蛋白（GA）

血清白蛋白是血清中蛋白成分的一种。类似于糖化血红蛋白，血清白蛋白在高血糖状态下可以与血糖结合，就形成了糖化血清白蛋白。高血糖持续状态越久，糖化血清白蛋白的量就越多。

血清中白蛋白的半衰期约21天，所以糖化血清白蛋白的测定数值可反映患者过去2～3周内血糖的平均水平。

1,5-脱水葡萄糖醇（1,5-AG）

糖化血红蛋白是目前重要的长期血糖控制评估指标，但其评估存在"延迟效应"，不能反映糖尿病患者短期血糖控制水平的变化。用来反映2～3周平均血糖水平的糖化血清白蛋白，可能受到血清白蛋白更新速度的影响，在某些生理或病理状态下，白蛋白更新速度发生变化，糖化血清白蛋白的数值也就不那么可靠了。如果要评价更短时间内血糖的控制情况，就需要更为"短平快"的检测物质了。

1,5-脱水葡萄糖醇便是这么一种物质。它主要来源于食物，存在于人体的血液、脑脊液中，健康状态下，体内各组织间1,5-脱水葡萄糖醇的浓度相对稳定。通过这项检查，我们可以了解过去1～2周内的血糖平均状况。

表1-1是上述3项检查的参考值及其意义。

表1-1 了解血糖平均水平的检查手段

物质	参考数值	检测意义
糖化血红蛋白（HbA1c）	4.3%～5.8%	反映过去1～2个月内的血糖平均水平
糖化血清白蛋白（GA）	11%～16%	反映过去2～3周内的血糖平均水平
1,5-脱水葡萄糖醇（1,5-AG）	14.0微克/毫升（正常下限）	反映过去1～2周内的血糖平均水平

用于诊断1型糖尿病的免疫学检查

与1型糖尿病的发病密切相关的自身抗体主要有三种：谷氨酸脱羧酶抗体（GADA）、抗胰岛细胞抗体（ICA）和抗胰岛素自身抗体（IAA）。一旦在糖尿病患者血液中发现它们，便可以确诊为1型糖尿病。这几种抗体在1型糖尿病发病前后的滴度最高，然后会逐渐下降。

1型糖尿病患者多发于儿童及青少年，发病通常较急、症状较明显，甚至发生一种可能致命的糖尿病并发症——酮症酸中毒。对于年轻起病，并且病情变化迅速的糖尿病患者，需要进行免疫学检查。

谷氨酸脱羧酶抗体（GADA）

谷氨酸脱羧酶抗体的检查和测定方法十分简便，广泛应用于临床。谷氨酸脱羧酶抗体是一种1型糖尿病发病初期的免疫标志，也作为1型糖尿病患者接受治疗时的疗效监测指标。

在1型糖尿病病程后期，由于胰岛组织在谷氨酸脱酸酶抗体的攻击下，领土慢慢地消失殆尽，抗体的滴度也会慢慢下降。但如果此时抗体的滴度还持续升高的话，需要警惕患者可能合并其他部位的自身免疫性疾病，如自身免疫性甲状腺炎。

抗胰岛细胞抗体（ICA）

抗胰岛细胞抗体是一种器官特异型抗体，它专门对抗胰岛细胞成分。它的出现，意味着胰岛B细胞损伤的开始。

正常人体内没有这种抗体。在部分研究中，抗胰岛细胞抗体能早于1型糖尿病发病前8年被检测出来，可作为早期预测指标。在新发1型糖尿病中，该抗体的阳性率甚至高达70%，发病5～10年者其阳性率降低为15%左右，阳性率降低的原因可能和抗原物质的减少有关。

抗胰岛素自身抗体（IAA）

顾名思义，这种抗体能和胰岛素结合并破坏胰岛素的作用。一些长期使用外源性胰岛素的糖尿病患者，可能诱导体内产生抗胰岛素自身抗体。而另一种情况下，即患者从未使用过胰岛素，在糖尿病发病之初就发现存在此种抗体，这意味着这类患者得糖尿病的罪魁可能是这种抗体。

这种抗体在新发现的1型糖尿病患者中的阳性率为40%～50%，经胰岛素治疗的患者其阳性率更高。

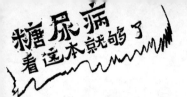

值得注意的是，抗胰岛素自身抗体不是糖尿病的特异性抗体，它在部分甲状腺疾病中也可出现，甚至在一小部分正常人群中也为阳性。

用于评估糖尿病的并发症的检查

我们在表1-2中可以发现，糖尿病的并发症是多种多样的。发生了并发症，就意味着患者在治疗糖尿病的同时，还要兼顾并发症的处理。这些并发症处于早期的话还好处理，一旦进展了就很难治疗。因此，糖尿病一经诊断，还需要注意排查有无并发症，并在将来的生活中定期检查。

当然，这并不意味着糖尿病患者每次复查都要细致地完成林林总总的各方面检查。在这方面，您可以寻求医生的帮助，由专业人士为您量身定做检查计划（表1-2）。

表1-2　筛查糖尿病并发症的主要检查项目

检查项目	并发症	判断标准
眼底	糖尿病视网膜病	有无异常所见
尿微量白蛋白	糖尿病肾病	小于30毫克/天
尿蛋白		小于100毫克/天
血清肌酐		90～130毫升/分
尿素氮		8～20毫克/分升
血脂	高脂血症、动脉粥样硬化	总胆固醇120～220毫克/分升
天冬氨酸氨基转移酶（AST）	肝功能损害	10～40单位/升
丙氨酸氨基转移酶（ALT）		6～40单位/升
胸片	心肺异常	有无异常所见
腹部超声	腹部脏器异常	有无异常所见
心电图	心脏疾病、动脉粥样硬化	有无异常所见
血压	动脉粥样硬化	收缩压＜130毫米汞柱，舒张压＜80毫米汞柱
腱反射	糖尿病神经病变	反射是否正常

糖尿病不好好治疗会怎么样

众所周知，血液在血管中流动。如果高血糖状态持续存在，就相当于将血管浸泡在高浓度的糖水中，久而久之，血管的损害在劫难逃。一开始，受到侵蚀的只是较为脆弱的小血管，到了后期，较大的血管也会招架不住。这些大大小小的血管构成了人体的脉管系统，负责人体内氧气和营养物质的输送，发挥着重要作用。城门失火，殃及池鱼，血管一旦受到伤害，与它们相连的脏器也会跟着遭殃。

总结起来就是：持续高血糖状态是各种并发症的根源。

糖尿病最常见的三大并发症

糖尿病最常见的三大并发症大家一定不陌生，它们分别是糖尿病视网膜病变、糖尿病肾病和糖尿病神经病变。

视网膜是眼睛里最重要的部件之一，有许多小血管与它相连。通常，糖尿病视网膜病变就是从这些小血管的轻微变化开始的。时间长了，血管壁受损，液体开始从血管渗出到周围的视网膜组织，形成所谓的"眼底出血"。此时若不采取治疗手段，瘢痕组织可能就会悄悄地在视网膜周围形成，最终使视网膜从眼睛后方分离（视网膜剥脱），甚至可能发生永久性失明。

肾脏实质上就是微小血管的集合体。同样道理，当这些微小血管受损后，会影响肾脏工作，最终甚至会造成肾功能衰竭和尿毒症。

糖尿病对神经造成影响的机制还有待进一步的研究。总体而言，我们认为神经损害是在血管损害的基础上，进一步叠加代谢异常和营养障碍导致的。

这三大并发症，大多是随糖尿病的进展发生的。通常而言，高血糖状态持续5年可能造成糖尿病神经病变，发病10年以上可能造成糖尿病视网膜病变和糖尿病肾病。

这些并发症，一开始发生病变时不会带来明显不适。在轻症时只需要控制血糖就能防止疾病进展。当病情发展到一定程度时，亡羊补牢，犹未晚矣，及时针对并发症进行妥善的治疗，尚能控制病情。若此时还讳疾忌医，后果将不堪设想。

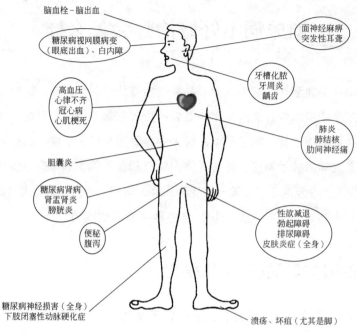

脑血栓－脑出血

糖尿病视网膜病变
（眼底出血）、白内障

面神经麻痹
突发性耳聋

牙槽化脓
牙周炎
龋齿

高血压
心律不齐
冠心病
心肌梗死

肺炎
肺结核
肋间神经痛

胆囊炎

糖尿病肾病
肾盂肾炎
膀胱炎

便秘
腹泻

性欲减退
勃起障碍
排尿障碍
皮肤炎症（全身）

糖尿病神经损害（全身）
下肢闭塞性动脉硬化症

溃疡、坏疽（尤其是脚）

✚ 小知识栏

给你的脚多一点关爱

注意上图中的脚，我们在旁边标示有"坏疽"的字样。这是伤口化脓，形成溃疡，组织坏死的状态。

健康人的脚受伤时，肢体上的末梢神经能够感知疼痛，这是再自然不过的事情。也正是由于存在不舒服的感受，你会对受伤的脚格外呵护，采取适当的治疗。而糖尿病神经病变严重时，由于末梢神经对痛觉的感知迟钝，这点"小伤"压根不会引起糖尿病患者的注意，伤口缺乏必要的呵护，恢复起来就没那么容易了。另外，糖尿病患者的抵抗力较弱，皮肤破损之后容易引起细菌繁殖，使伤口雪上加霜。别看只是一点点的小伤口，最终可能会发展为坏疽。

因此，糖尿病患者尤其需要注意从小事做起，关爱自己的足部，比如常洗脚、指甲不要剪得太深、运动时穿合脚的鞋等。

三大并发症之———糖尿病视网膜病变

引起失明的重要原因

视网膜是位于眼球内层的透明薄膜，上面分布着视神经。它就像照相机里的感光底片，专门负责感光成像。这里的血管受到伤害，就会发生视网膜病变。

糖尿病视网膜病变的发病率很高，北京协和医院早在20世纪80年代报道糖尿病视网膜病变的发病率就高达63.5%。糖尿病眼部的损害和糖尿病起病时间相关，得病时间越久，眼底病变的比例越高。有统计资料揭示，糖尿病病史在10年内的，视网膜病变的比例大约在1/4，病史10～20年之间的，大约一半以上患有视网膜病变，如果患病20年以上的，这个比例高达70%。

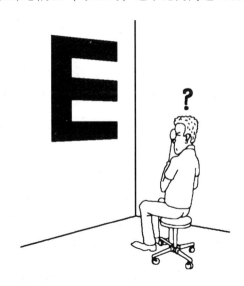

得了糖尿病视网膜病变，最糟糕的结果是失明。随着糖尿病发病率的增加，糖尿病视网膜病变已经成为20～65岁劳动群体的主要致盲原因，全球每年有300万～400万人因此失明，其致盲率比非糖尿病患者高10～25倍。

糖尿病患者可能在眼部发生的并发症还有导致晶状体模糊的白内障，以及使眼压升高、有致盲风险的青光眼，它们同样危害着糖尿病患者的健康和生活质量。

糖尿病视网膜病变是这样进展的

糖尿病视网膜病变的发生发展可以分成以下几个阶段。

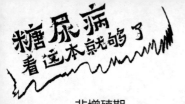

非增殖期

这是视网膜病变发展的第一阶段。糖尿病患者如果不好好控制血糖，视网膜血管在长期高血糖的影响下，里边流淌的血液会不通畅，容易在管壁上形成小小的瘤样突起（毛细血管瘤）。这些毛细血管瘤破损后，就会产生点状或小片状的出血。这些从毛细血管渗出的血被吸收后，血管壁上仍会遗留小小的白斑。不过以上这些病理变化都很轻微，不足以对视力产生影响。

在这个阶段，若能及时重视血糖的控制，并付诸行动，有希望阻止视网膜病变的进一步恶化。

增殖前期

如果非增殖期的糖尿病患者再不注意血糖的控制，病变会进入增殖前期。在这个阶段，血管瘤出血的面积和残留白斑的面积都要比非增殖期大，常可以在眼底检查时发现棉絮状出血和白斑形成，对视力会产生一定影响。

这个阶段的治疗就不能光靠血糖的控制了。眼科医生通常会采用一种称为激光凝固法的治疗方式，使用激光束来修复渗漏的视网膜血管。

增殖期

增殖前期的病变进一步恶化，便进入了增殖期。在这个阶段，视网膜毛细血管中的血流进一步受阻，影响视网膜细胞的氧气和营养物质的提供。视网膜细胞为了获取足够的氧气和营养，会促使机体在视网膜和玻璃体之间，以及玻璃体中产生众多的新生小血管。这些新生血管不同于那些"原配"血管，通常又细又脆，血管壁极易受损。一旦发生破裂，就会引起大量出血（玻璃体出血），甚至可能诱发视网膜剥脱。增殖期的病变会严重影响患者的视力，甚至失明。

定期检查是关键

糖尿病视网膜病变在早期时，没有任何主观不适。因此，为了及时发现该病，糖尿病患者应定期进行眼底检查。已经患有该并发症的患者，为了预防疾病进展，也应该进行定期检查。

通常，即使没有视网膜损害，糖尿病患者每年也应进行一次眼底检查；对于非增殖期的患者，应该3～4个月随诊一次，增殖前期的患者应该把复查时间进一步缩短到1～2个月。

三大并发症之一——糖尿病肾病

同时损害左右两侧肾脏

肾脏是人体内清洁血液的"排污工厂"。当血液流过肾脏时，血液中的废物、多余的盐分和水分将形成尿排出体外。肾脏1分钟可以过滤大约1升的血液。肾脏之所以如此强大，全凭"工厂"里无数勤劳的"工人"——肾小球。肾小球实际上就是由许许多多的毛细血管组成的球状组织。

糖尿病对血管的损害可谓是"无微不至"，由血管组成的肾小球自然也逃脱不了它的"魔爪"。在高血糖的长期"腐蚀"下，肾小球的"容貌"会悄然发生改变，它之前拥有的强大功能也会慢慢耗竭，它控制不住蛋白的漏出，又不能把血液中的毒素排干净，导致"肾功能不全"。随着病情进展，将会发展成为尿毒症。这就是糖尿病肾病的发展历程。

人体内有两个肾脏，左右各一。当肾脏受损伤或罹患肿瘤时，往往只发生于一侧肾脏。而高血糖对两个肾脏的影响是均等的。因此，发生糖尿病肾病时，左右两侧的肾脏会同时遭殃。

在美国，糖尿病是导致肾脏损害最常见的疾病，糖尿病肾病是尿毒症的首要原因，其比例高达38%。在日本，糖尿病肾病是透析的重要原因，约占透析患者的30%。在我国，糖尿病肾病正在成为肾脏病变中的重要组成部分，随着人们生活水平的提高及老龄化社会的到来，糖尿病发病率快速增长，可以预见糖尿病肾病将在今后很长一段时间内不断增加。

糖尿病肾病是这样进展的

血糖控制不理想时，血管内灌满了"糖水"，发生糖尿病肾病的风险就大大增加。有不少糖尿病患者同时伴发高血压，高血压本身也会对肾脏造成损害。随着糖尿病肾病的病情进展，肾功能也会越来越差，而肾功能的下降又会反过来助长高血压，形成一个恶性循环。

糖尿病肾病的病情进展我们归纳在表1-3中。

表1-3　糖尿病肾病的发生发展

分期	蛋白尿	对日常生活、工作的影响
第1期（肾小球滤过率增高）	无	可进行正常生活、工作
第2期（正常白蛋白尿期）	尿中白蛋白排泄＜30毫克/24小时	
第3期（微量白蛋白尿期）	尿白蛋白排泄在30～300毫克/24小时	
第4期（显性糖尿病肾病期）	蛋白尿＞300毫克/24小时	轻度受限，注意劳逸结合
第5期（终末期肾功能衰竭）	血肌酐、尿素氮明显升高	受限，忌疲劳

处于第1～3期的患者，通常不会有什么不舒服的感觉，尿液检查往往也只是发现少量的白蛋白，肾脏功能也基本上没有损害，不会因为肾脏的问题影响平日的工作。当进入第4期（显性糖尿病肾病期），每天都有大量的蛋白从尿中持续漏出，血中的白蛋白下降，时间久了，肾脏功能会受到损害，患者会营养缺乏，出现浮肿，感到体力大不如前。第5期的患者往往会伴随严重的高血压、低白蛋白血症、全身水肿，甚至出现尿毒症，需要透析维持生命。

糖尿病肾病发生后，3期以前的患者，经过妥善治疗尚有希望逆转病情，而第4期、第5期的患者已经为时已晚。因此，一旦尿检中出现微量白蛋白，一定要接受必要的治疗。

当然，进入显性糖尿病肾病期的患者也不要因此灰心叹气，认为自己病入膏肓，一切为时已晚。要知道，从进入这一期到病情进展到肾功能不全，还需要好几年的时间，进一步发展到终末期，也需要一定的时间。糖尿病尚不至于使肾功能一下子坏到极点，如果能重视糖尿病和肾脏病的病情，注重血糖的控制，定期到内分泌科和肾内科随诊，虽然很难逆转肾脏衰竭的结局，但能够延缓病情的发展。

三大并发症之一——糖尿病神经病变

如果糖尿病患者的高血糖状态持续，葡萄糖不能被正常利用，不仅损害那些给神经细胞输送营养的血管，过剩的葡萄糖还会转化为山梨糖醇储存在神经细胞中，影响神经的正常传导功能，从而引起糖尿病神经病变。这就是有关糖尿病神经病变发病机制的假说之一。

糖尿病神经病变是众多并发症中最容易被患者感知的，也是在疾病发展中较早出现的。详细说来，它可以进一步分为末梢神经病变、自主神经病变和运动神经病变。

末梢神经病变

四肢的末端分布着许许多多的神经末梢，它们接受来自大脑司令部的命令，能感知温度、疼痛和触觉等感觉。

一开始，末梢神经受损害后，上述感觉可能会变得过于敏感或迟钝。在受到外界刺激时，肢端还可能出现酸、胀、麻木，甚至针刺样疼痛的感觉，还有患者在睡梦中会出现小腿抽筋。末梢神经损害逐渐严重之后，神经的感觉会逐渐变得迟钝，不少患者会觉得自己脚上裹着双袜子一样，这个在医学上叫做"袜套征"。

患有末梢神经病变的患者需要特别注意的是：由于对痛觉的迟钝，要特别留意小伤口的发生，一旦发现皮肤的小伤口，需要细致护理，观察伤口的变化，警惕由小伤口发展到坏疽。

自主神经病变

自主神经分布于消化器官、心脏、泌尿器官等，能自行调节这些脏器的活动。它们不受我们意识的控制，所以被称为自主神经。自主神经系统受到损害，它们支配的脏器活动就会受影响，使受累脏器功能低下。

比如说，腹泻和便秘交替、心律失常、排尿困难、勃起障碍等都是自主神经病变的典型表现。

自主神经病变与末梢神经病变相比，起病时相对隐匿，不易被察觉。

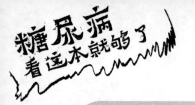

✚ 小知识栏

得了糖尿病就会发生勃起障碍？

勃起障碍是自主神经病变带来的一种难言之隐。由于自主神经受损，大脑中的性欲难以发送到性器官，引起勃起困难。当然，引起勃起障碍的原因还有很多，比如心理因素等。

不少人有这样的误解，或者听说过这样的误传，认为得了糖尿病，迟早会发生勃起障碍。这更增加了男性患者的心理负担。事实上，尽管糖尿病导致自主神经病变的现象较为普遍，但勃起困难的发病率并没有想象的那么高。而且，就算发生了，经过积极控制血糖，有些患者又可以"雄风再起"。如果自主神经病变严重的话，可以采用万艾可等治疗勃起障碍的药物。

运动神经病变

糖尿病可以影响全身各处的神经，运动神经也可能受累。运动神经接受大脑命令，控制相连肌肉的活动。它们充当的角色是大脑的传话员、肌肉的直接指挥官。相比末梢神经和自主神经，运动神经受糖尿病的影响相对较少。

运动神经受损的后果不仅仅是不能灵活控制肌肉活动，久而久之，所支配的肌肉力量会下降，肌肉会萎缩。如果面神经或眼神经受到伤害，还会影响面貌，造成嘴角歪斜和眼睑下垂等畸形。

主要的神经损害和症状

出汗异常：不热的时候，局部皮肤不停冒汗，而热的时候反而不容易出汗。

体位性低血压：从坐位突然站立时，大脑司令部不能很好地调节血压，导致黑蒙、发晕。

胃肠道不适：消化能力下降，反酸、嗳气和食欲不振。

排尿不适：有些患者膀胱中储满了尿液却不能感知尿意，有些患者却排完了尿又觉得有尿意。

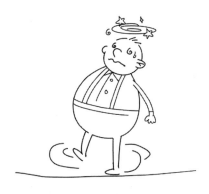
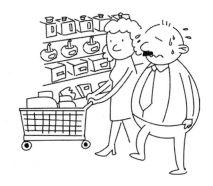

勃起障碍：详见上面的小知识栏。

手足麻木和疼痛：患者常有四肢肢端麻木感，并常有指尖冰冷的感觉，有些患者会感到疼痛。

小腿抽筋：部分患者反复发生小腿抽筋，并且常在睡眠中发生，在运动中反倒不常发生。

✚ 小知识栏

得了糖尿病神经病变并非人人都会有不舒服

糖尿病神经病变可以引起多种症状，患者可以感知种种不适。但也有一小部分患者并不会感觉出自己身体的变化。因此，到医院检查时，医生除了听患者讲自己的故事以外，还会做一些必要的辅助检查。

在医院里，我们经常会看到医生拿着一个小锤子敲打患者的膝盖，引发小腿向前踢的动作。这便是"膝跳反射"。若是用小锤子敲打患者的足跟，便可以看到"跟腱反射"。这两种检查都是用来初步判断有无末梢神经损害的重要检查。

此外，判断有无神经损害，还有运动神经传导速度、感觉神经传导速度、触觉、温觉、痛觉、震动觉等形形色色的检查。为了检查自主神经，还有更为专业的消化系统、心血管系统、膀胱功能等检查。医生会根据病情为您量体裁衣。

面神经麻痹：支配面部肌肉的神经发生麻痹，患者不能很好地品尝美味。有些患者可出现口角歪斜等现象。

眼神经麻痹：眼神经支配眼部的运动，患病后会出现复视、眼睑下垂等现象。

催生动脉粥样硬化的"代谢综合征"

内脏脂肪的堆积会引发动脉粥样硬化

肥胖者，尤其是内脏脂肪堆积的人需要注意动脉粥样硬化。脂肪细胞可以分泌一种物质，叫"脂联素"，可用来活化胰岛素，它可以保护我们的血管壁，使其光洁平整。如果内脏脂肪堆积的话，血液中葡萄糖和甘油三酯的量就会增加，使脂肪细胞分泌脂联素的量减少。最终的结果是，在高脂血症和糖尿病的联手进攻下，诱发了动脉粥样硬化。

另一方面，储存于内脏的过剩脂肪会分泌一种叫血管紧张素原的物质，引起血管收缩，进一步诱发高血压的发生。高血压又会反过来诱发动脉粥样硬化。

可不要小瞧动脉粥样硬化的"实力"，它是许多疾病的幕后黑手，其中不乏我们耳熟能详的脑梗死、冠心病、心肌梗死等疾病。

即使症状轻，也不能掉以轻心

肥胖、糖尿病、高脂血症、高血压，这其中的任何一个都可以促使动脉粥样硬化的发生。它们"狼狈为奸"，更会加速动脉粥样硬化的进程。我们把这几种状态共存的情况称为"代谢综合征"。

有人做过这样的研究，以上4种发病因素中的任意两者联合，引起冠心病的危险性是健康人的6倍。若合并3～4种发病因素，危险性可高达健康人的36倍。从这个惊人的数据可以看出，代谢综合征的危害性绝对不容小觑。

有些人觉得肥胖不是什么大不了的事，于是置之不理，同时还觉得自己的糖尿病尚处于早期，于是等闲视之。殊不知，自己的动脉粥样硬化已经在"暗度陈仓"了。劝君莫等闲，小病熬成大病，空悲切。

这些动脉粥样硬化的危险因素多是在贪食、运动不足等不良生活习惯的基础上产生的。为了避免可怕的代谢综合征，请您一定要从小事做起，养成良好的生活习惯。

腹围可以反映内脏脂肪状态

肥肉长在哪里可是大有差别的。根据其部位不同，肥胖分为"皮下脂肪型"和"内脏脂肪型"两种。与代谢综合征相关的是内脏脂肪型肥胖。通过测量腹围可以初步估算内脏脂肪的蓄积程度，测量时注意选择平脐的水平测量。

✚ 小知识栏

皮下脂肪型肥胖和内脏脂肪型肥胖

虽然同为"脂肪"，但因为所附着的地方不同，可分为两种类型：一类是在皮肤内侧真皮下方囤积的"皮下脂肪型"；另一类是囤积在胃、肝脏、肠等内脏周围的"内脏脂肪型"。单纯的皮下脂肪多了，并不一定会引起什么大病。而内脏脂肪型肥胖和不良生活习惯（贪食、运动不足）相关，是动脉粥样硬化的帮凶。

要区分皮下脂肪型和内脏脂肪型有一个简单的方法，即用手捏捏肚子上的皮肤，如果可以轻易感觉到厚度，就是皮下脂肪型肥胖。如果感觉不出什么厚度，但是小肚子比较突出，那就很可能是内脏脂肪型肥胖。

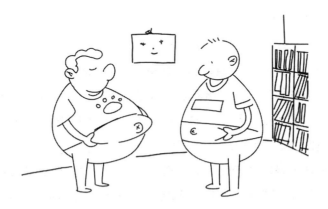

如果您是内脏脂肪型肥胖，那可要注意了，为了远离代谢综合征，请开始下手杜绝不良生活习惯。

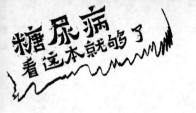

通过这样的测量，腹围在85厘米以上的男性和腹围在80厘米以上的女性需要引起注意了！您需要进一步检查空腹血糖值、血脂和血压，判断自己是否已踏入代谢综合征的雷池。

我们也注意到，一部分患者看起来并不胖，但实际上内脏却有很多的脂肪堆积。这时，就需要更专业、准确的方法来测定。

糖尿病治疗饮食、运动是基础

"降低"血糖不全对，"控制"血糖是正道

你可能已经注意到，本书从开篇到现在，就已多次提到"控制血糖"这四个字，那么，究竟怎样做才能控制血糖呢？

注意两个词的差别："控制"和"降低"，其中可有大文章。

一开始，你可能会这样认为，糖尿病不就是血糖值升高的疾病吗？那么，把血糖给降下来不就可以了吗？这个观点，说对，也不对。

的确，对于升高的血糖值，我们是要想办法把它降下来的。但过犹不及，一味地追求低血糖值可能会适得其反。我们的治疗目的应是设法把血糖值稳定在一定范围内。因为血糖是重要的能量来源，我们的身体得靠它才能工作，如果血糖降得过低的话，反而对身体不利。

另外，血糖值是时时变化的。即使通过治疗，使得反映平均血糖值的糖化血红蛋白恢复到标准范围，也未必能保证每时每刻的血糖值都是正常的。

由此可见，所谓"降低血糖就万事大吉"的想法是十分片面的。我们讲究的是将血糖值调整到正常或接近正常的水平，这就是我们一直强调的"控制血糖"。

血糖控制的好坏，是健康路上的转折点

有些患者之前可能有这样的想法："反正糖尿病是一种慢性病，一时半会不会致命，没听过谁仅仅是因为高血糖就死亡的，血糖高一点也没什么关系吧？"

读到这里，你可能会了解：单纯的血糖高并不可怕，可怕的是后期的那些并发症，以及代谢综合征带来的动脉粥样硬化。这些疾病会明显影响糖尿病患者的生活质量。

幸运的是，这些后期发生的并发症大多数是可预防的。如果您是糖尿病患者，从今天起，就开始认真控制血糖吧！在今后的日子里，也请您一定坚持下去，不要松懈对血糖的控制。因为一旦你放松警惕，并发症的种子可能又会重新发芽，你之前所做的努力也会付之东流。

其实，控制血糖也不是什么难事，万事开头难，血糖的控制也是如此，坚持下来，慢慢地也就养成一种习惯了。

管住嘴：吃到刚刚好

饮食疗法，就是纠正过度饮食，养成健康饮食习惯的治疗方法。对糖尿病患者而言，最重要的就是控制进食的热量。正常的饮食热量，对于健康人生的筑造是十分必要的。

饮食疗法还强调在把握进食量的同时实现均衡的营养。吃得多，什么都吃，固然能保证营养不缺乏。但饮食疗法所追求的是合适的热量和均衡的营养，可以简单地理解为"吃到刚刚好"。我们不主张为了减少热量的摄入而大量削减某一类食物，这样很可能造成营养不均衡。

为了避免餐后迅速出现高血糖状态，切勿狼吞虎咽，吃饭时应细嚼慢咽。

在本书第二章中，我们将详细介绍适合糖尿病患者的饮食组成。

迈开腿：消耗过剩的能量

糖尿病治疗的基本原则是：减少能量的来源，促进过剩能量的消耗。前者

是饮食疗法，后者则是运动疗法，通俗点说，就是：管住嘴，迈开腿。

运动疗法有两方面作用：第一，消耗多余的能量；第二，促进良性循环，促进形成善于利用能量的体质。

在很早以前，我们的祖先和野生动物是一样的，为了生存需要吃足够的食物，然后通过活动消耗食物中的能量，保持着良好的能量"出""入"平衡。而现在的人们每天大多数时间处于"静止状态"，没能处理好能量的"出""入"关系。我们之所以提倡运动疗法，就是希望糖尿病患者回归自然、健康的生活方式，调整好能量平衡。

在本书第三章中，我们将详细告诉患者适合什么样的运动，并让您了解到运动时必要的保护措施。

学会配对血糖，掌控糖尿病

什么是配对血糖？

不少糖尿病患者在得知自己患病之后闷闷不乐，似乎一旦得了糖尿病，这也不能吃，那也不能吃，一切被限制，从此就得和自己喜欢的各种食物说再见了。

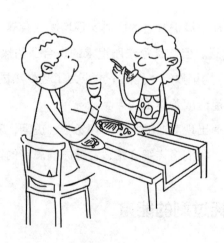

说的有道理，但也不全对。毕竟，凡事没有绝对，掌握一个小技巧，或许你又可以重新获得对自己生活的控制感。

这个小技巧就是配对血糖监测（Paired Testing）。

配对血糖指的是在某个事件（进食某种食物或完成某项运动）前后进行血糖的监测，从而了解这项事件对你自己血糖的影响，一旦你对自己的血糖变化做到知己知彼，那么对自己的用药和生活习惯的调整也会变得胸有成竹。

你为什么需要配对血糖检测?

血糖就是我们血液中流动的葡萄糖。健康人体内的胰岛素能够随机应变，控制血糖的波动，空腹时血糖能稳定在3.8～6.1毫摩尔/升之间，进餐后血糖不会超过7.8毫摩尔/升。

糖尿病患者就做不到这一点了，由于体内胰岛素的量不足，或者不太敏感，对于吃进去的食物，反应赶不上健康人，一不注意，就会血糖飙升，因此常常需要口服降糖药或注射胰岛素来帮忙。

如果血糖长期居高不下，全身的小血管就好像浸泡在糖水里的"果脯"，变得脆弱而失去弹性，久而久之，就会发生心血管病变、视网膜病变和糖尿病肾病。

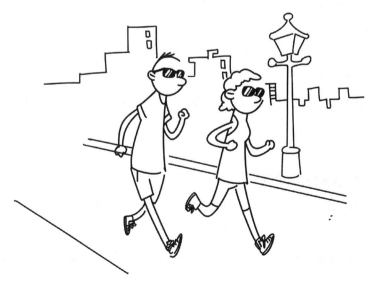

所以，把血糖控制在合理的范围十分关键，这可是关系到将来十几年甚至好几十年的身体状况呢。如果一吃完东西就血糖飙升，一天三顿饭血糖就像过山车那样起伏，身体肯定不好受，通过配对血糖测试，适当把握餐后血糖变化有助于把控自己的生活。

另一方面，学会配对血糖还可能用来救急——防止低血糖。毕竟，正在使用药物的患者，如果药效过强的话，会引起血糖的异常波动，导致低血糖的发生。

药物的疗效和饮食、运动以及身体状况密切相关。一如既往的药量，可能由于饮食量少、运动过激等因素，一下子使血糖降得过低。当血糖低至2.8～3.8毫摩尔/升时，患者可能会感到种种不适。对于平日血糖居高不下的患者而言，可能血糖一旦低于5.5毫摩尔/升时就会有症状。

低血糖时，患者可以有心慌、虚汗、脑晕、心跳加快、眼冒金星、颤抖、饥饿感、无力、手足发麻、说话含糊不清等种种不适。这些都是交感神经和中枢神经异常引起的表现。但是，在低血糖的初期，并不是所有人都会出现类似症状的，尤其是老年人，对低血糖的反应更为迟钝，等到他们感觉不舒服时往往已经发生了严重低血糖，这时候可能出现言语反常、嗜睡、乏力，甚至是意识障碍和昏迷。

低血糖常常伴随着急症，它的发生甚至比高血糖本身更可怕。

除此之外，不少疾病会影响血糖控制。比如说，发生感染时，一般由于机体应激，会使血糖值升高；患胃肠道疾病，恶心、呕吐、食欲不振时，自然也会影响血糖变化，此时如果你的糖尿病药物还"照常使用"，很容易引发低血糖。

驾驶一辆汽车，开到陌生地盘，最巴不得的就是要一份导航。配对血糖检测，就是糖尿病的智能导航，能够让你在摸不清状况或情况发生变化的时候，做到心中有数。

怎么进行配对血糖检测？

有糖尿病患者一听说测血糖已经很麻烦了，配对血糖还得在进食前后都扎一下指头，想一想都有几分不情愿。

首先我们需要明确的是，配对血糖检测就是一个"智能导航"，如果你是个老司机，又轻车熟路地开在每天上下班的路上，估计开导航的概率很小。但如果想尝试新路线（吃一种新的食物）或遇到路上大堵车（身体状态不佳）时，"智能导航"就大有作为了。

2009 年国际糖尿病联盟建议配对血糖测试针对三餐而规划，但每日进行几次或每周进行几次是需要个性化设计的。如果在近期身体状况出现变化，比如出现严重感染，必要时需要一日三餐前后都监测血糖，迅速调整好血糖变化。但如果你就是在某一顿饭之后的血糖不太稳定，那么可以专门针对这个时间段进行配对血糖检测。

病情较为稳定、饮食生活较为规律的糖尿病患者，也可以尝试定期通过配对血糖来"抽查"自己的血糖表现。比如说，在一周中任意选择三天，这三天分别在不同的进餐点前后进行血糖检测，如果一切良好，那么说明你的血糖控制真的很满意，如果在某一段前后出现反常，那么可以及时发现自己的不足，加以调整，令自己的血糖更为稳定。

掌握配对血糖，掌控饮食生活

遇到自己平时不怎么吃的食物，心里没底怎么办？和朋友外出聚餐，担心把握不好分量怎么办？这时候，配对血糖测试就能够帮助你。

不少糖尿病朋友都了解一个"升糖指数"的概念，但每个人的消化吸收略有差别、代谢能力有差异，广泛意义上的升糖指数纵然有帮助，但稍显不够个体化。同样的一个苹果、一块哈密瓜、一块鸡腿，不同的糖尿病朋友吃下去，对血糖的影响也有些差别。

何况，如果遇到平时不怎么尝试的食物，对血糖变化就更没有把握了。

就拿外出聚餐来说，如果糖尿病患者从进餐的第一口饭开始，2 小时后测定一下血糖水平，就能够把握好这顿饭对自己血糖的真实影响，如果发现此时的血糖过高，就证明这顿饭吃得偏多了，要想把血糖调回来，可以采用适度运动、下顿减少饭量等方式，有自我管理经验的患者甚至还懂得适当追加胰岛素或降糖药。

如此下来，是不是感到自己重新获得了饮食生活的控制权了呢？

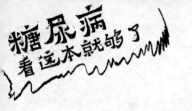
量身定制你的个性化用药方案

用好药：你的个性化需求

1型糖尿病的病因是胰岛素分泌绝对不足，因此在治疗开始时，毫无疑问需要补充胰岛素。

2型糖尿病患者，如果饮食疗法和运动疗法均不能控制好血糖，需要使用口服降糖药或注射胰岛素。但用什么药、什么时候用、如何选择药物都是需要根据每个人的需求来调整的。

关于药物使用的问题，我们将在第五章中进一步讲述。

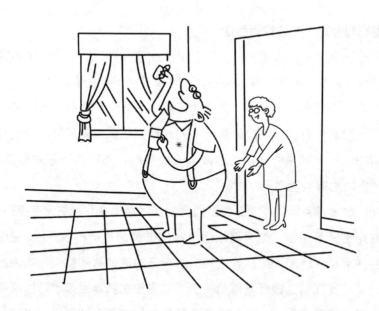

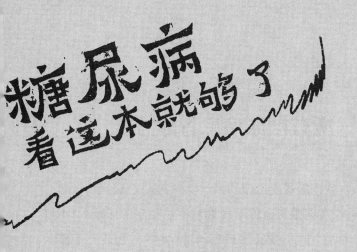

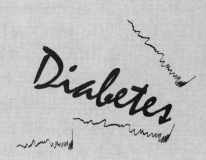

第二章

把"吃出来"的病"吃回去"

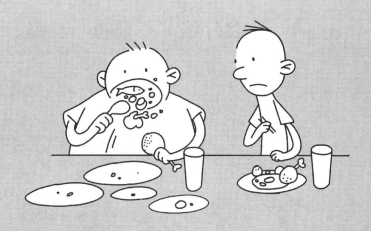

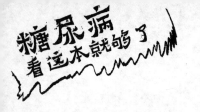
饮食疗法，所有糖尿病患者都需要

饮食疗法是极其重要的，糖尿病患者治疗的第一步应该从饮食着手。

当医生告诉患者要注重饮食调整时，你可能会禁不住私底下怀疑："不打针，不吃药，光是换几样东西吃一吃，算得上哪门子治疗啊？"但千万不要低估了饮食疗法，事实上，它可是糖尿病治疗的"特效药"。原因很简单：从某种意义上，糖尿病就是"吃出来"的病。

目前的医学发展尚无法根治糖尿病，现阶段治疗的最终目的就是预防并发症。要想实现这一目的，最重要的治疗就是饮食疗法。糖尿病患者只要做到"好好地吃，科学地吃"，血糖就可能接近正常水平，糖尿病的并发症就不会那么容易地来找麻烦。

一大半的2型糖尿病患者通过饮食疗法能够改善病情。对于需要注射胰岛素或口服降糖药的患者，若能坚持饮食疗法，也可以增强药物治疗效果。

饮食疗法"三要点"：量、质和均衡

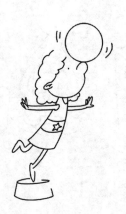

"饮食"和"疗法"两个词放在一起提，您可能会考虑到："是不是要吃些特别的东西？""有什么食物具有药疗的功效吗？""是不是有什么东西我不能吃？"事实上，没那么复杂。

用一句话概括饮食疗法，就是：了解以前的饮食习惯错在哪里，纠正那些不良习惯。把握好这一点，你就迈出了血糖控制的第一步。

具体而言，饮食疗法要做到以下三点。

量——吃到八分饱

糖尿病发病的最大诱因就是"吃得太多"。我们要健康地生活，则需要摄入一定的营养物质，太多或太少都是不好的。这里所说的多少不是指食物的分量，而是指食物的热量。

诊断糖尿病的时候，医生根据您的年龄、性别、身高、体重、平日活动量、血糖值、有无并发症等综合资料，告诉您如下处方：糖尿病膳食，每日限制××热量。遵从处方中的热量，是饮食疗法中最为根本的。为此，你需要掌握一些简单的食物热量计算。

质——饮食结构合理搭配

在确定一天的总热量后，我们需要对各种营养成分进行搭配，满足身体的需求。其中，最重要的是合理搭配碳水化合物、蛋白质和脂肪这三大营养成分。

关于这三者的理想搭配是：在限定总热量的范围内，每天食物中三大营养成分的配比为：55% ~ 60%的碳水化合物，20%左右的蛋白质，20% ~ 25%的脂肪。此外，我们还需要往食物中添加一些"润滑剂"——维生素和矿物质，使摄入的能量更好地发挥作用。蔬菜、海藻、蘑菇等食物中就富含这些润滑剂，而且恰巧这些食物又是低热量的，就算吃多了也不必担心热量超标。

均衡——把握好营养配比，安排好一日三餐

"均衡"这一说法，也可以很好地用于说明"质"这一点。保证营养素的均衡是至关重要的。同时，我们应注意将一日热量均衡分布于三餐，切不可某一餐吃得特别多，而某一餐又饿肚子，这样容易引起血糖的大起大落。

特别需要告诫的是：不要轻易落下一顿饭。要知道，人体好比一个精密的机器，该干什么时就干什么，总是有条不紊地工作着，胰岛细胞也是这样有节

奏地分泌胰岛素，为了减轻胰岛细胞的负担，使它有规律地工作，一定要注意合理安排三餐。如果空腹的时间持续太久，下一餐一顿饱食之后，很容易引起血糖急速升高，这样容易在体内堆积脂肪。因此，一日三餐，餐餐重要。每一顿饭都要认真对待，如果可以的话，最好按时按点按量吃好每日三顿饭。

究竟吃多少是合适的

综合年龄、肥胖等因素来计算个人所需热量

合理的饮食疗法有助于防止血糖值过度升高，并将其维持在一定范围。为了达到这一目标，您需要确切了解自己需要的热量标准，保证每日进食不超过这个数值。

糖尿病患者一天的热量标准，是医生综合患者年龄、性别、肥胖与否、每日活动量、有无并发症等诸多因素制定的。粗略地说，男性每日需要1400～1800千卡（1卡＝4.184焦耳）的热量，女性需要1200～1600千卡的热量。可以根据下面介绍的公式来计算。

每日热量需求＝标准体重×活动强度

由此可见，要计算热量，就需要标准体重和活动强度两个条件。那么，我们如何得知标准体重呢？计算方法有很多，我们介绍其中最简单的一种。

标准体重＝身高（厘米）－105

计算每日热量需求的另一个条件是活动强度。每个人的工作性质、运动喜好不同，每天所需要的能量也不一样。对成人而言，每天每千克体重需要25～30千卡的热量。通常，体型偏胖的人和老年人我们多采用25千卡，体型瘦的人可以采用30千卡，原因很简单，对于相对胖的人，我们更需要通过限制热量达到减肥的目的，从而改善机体对胰岛素的反应。

另外，根据劳动强度的不同而作出的饮食热量调整，可以参照表2-1。

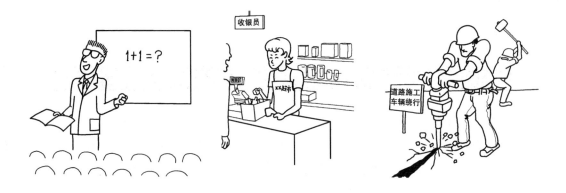

表2-1　不同体力劳动者每日的热量需求

轻体力劳动者	25～30千卡 对象为：公务员、教师、不经常走动的工人、店员、家庭主妇、农闲时期的农民
中体力劳动者	30～35千卡 对象为：频繁走动的工人、奔波的销售员、农忙时期的农民
重体力劳动者	35千卡 对象为：运动员、伐木工人

把握细节，微调数值

掌握了计算公式，我们尝试计算一例患者的所需热量：身高170厘米，办公室员工，日常工作是坐在办公桌前写文书，体型有些胖。

首先，我们先套用标准体重公式求得标准体重，其值为：170-105 = 65，从而得出这位患者的标准体重是65千克。由于他的日常工作不需要怎么走动，属于轻体力劳动者，每天每千克体重需要的热量级别为25 ~ 30千卡。再者，考虑到患者体型偏胖，我们可以选取较低的热量级别，每千克体重限制在25千卡的热量。这样计算得到：65×25 = 1625。为了实际操作的方便，对于最后两位数值，我们通常四舍五入，将患者每日的能量需求定为1600千卡。

这样，您不妨计算一下自己每日的热量需求。如果您的计算结果和医生的推荐热量有少许差别，那可能是医生还考虑了体型、劳动强度、年龄等因素进行了微调。

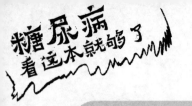

✚ 小知识栏

我不胖，有必要进行饮食疗法吗？

糖尿病患者常常是肥胖或有肥胖倾向的人群。通过饮食疗法，可以适当减肥，使体重偏向标准体重。但是，不少患者觉得糖尿病食谱和减肥食谱很像，会产生这样的疑问：我本身不胖，甚至还比标准体重轻一点，也要进行饮食疗法吗？

答案很明确：需要。饮食疗法并不等同于减肥食谱，它还强调营养的均衡，纠正偏食、误餐、进食过快等不良饮食习惯。

因此，不胖的患者也应该进行饮食疗法。

合理搭配饮食，你需要了解六大营养素

高效快捷的能量来源——碳水化合物

碳水化合物也就是糖类，它是机体的重要组成成分，身体靠它来进行肌肉运动和维持体温，它是人体重要的能量来源。

其实，三大营养素都可以作为能量来源，但与蛋白质和脂肪相比，碳水化合物的燃烧速度快得多，而且耗氧量少，对呼吸系统造成的负担不重；燃烧充分之后，只产生二氧化碳与水分，不会产生"垃圾"。所以，碳水化合物是人体所需的三大营养素最"贴心"的能量来源。

碳水化合物不足，大脑反应会迟钝

近年我国人民的生活逐步富裕，餐桌的"内容"也悄然发生变化：碳水化合物类、淀粉类的食品减少了，动物性食品的比重加大，脂肪的摄取量增加。

在我国，目前约有75%的城市家庭脂肪供能超过膳食总能量的30%，农村家庭脂肪供能的比例也由14%提高到18%，而在同一时期，谷类和根茎类供能的比例由71%下降至67%。

在三大营养素中，碳水化合物（糖类）是最容易被消化吸收的，正因为如此，使用碳水化合物类食品后，血糖值可迅速上升。对糖尿病患者而言，食谱中碳水化合物比例太高的话，确实不利于血糖的控制。

但是，碳水化合物又是我们日常生活中不可缺少的物质，它是神经系统的唯一能量来源。大脑活动时，只能靠碳水化合物燃烧来供能，如果碳水化合物的摄入太少，人会变得无精打采，容易疲劳。严重缺乏时，我们会丧失意识、不省人事。因此，我们的食谱中需要保证必要的碳水化合物。

哪些食品属于碳水化合物？

食谱里恰当的碳水化合物摄取比例为55% ~ 60%，如果一天进食的热量为1600千卡的话，糖类提供的热量应为900 ~ 1000千卡。

除了那些粉状、块状的糖，比如白糖、红糖、冰糖等，碳水化合物的大家族还包含了所有具有甜味的食品，例如果酱、蜂蜜、果冻、糖果、巧克力……

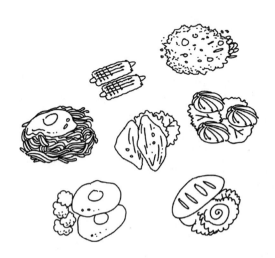

当然还可以扩大到所有消化后可分解成碳水化合物的食物，如谷物（如水稻、小麦、玉米、大麦、燕麦、高粱等）、水果（如甘蔗、甜瓜、西瓜、香蕉、葡萄等）、坚果、蔬菜（如胡萝卜、番薯等）等。

就一日三餐而言，我们接触到的碳水化合物主要为蔗糖和淀粉两种。

这两种物质作为能量来源而言，价值是相当的。区别在于，蔗糖比淀粉容易消化、吸收，也容易使血糖值迅速升高，加重胰腺的分泌负担。而进食淀粉后不会使血糖值马上升高，但千万不要单纯地认为淀粉比蔗糖更适合糖尿病患者，其实，动物实验证实，淀粉比蔗糖更容易引起肥胖。我们要做到的是适度、均衡地摄入碳水化合物。

表2-2列出了一些常见碳水化合物食物的热量，供读者参考。

表2-2　常见碳水化合物食物的热量

白饭	1碗（150克，5汤勺满）	220千卡
白粥	1碗（24克米）	88千卡
米粥（熟，米连汤）	1碗（140克）	173千卡
河粉	1碗（140克）	283千卡
意粉	1碗（140克）	174千卡
通心粉	1碗（140克）	167千卡
面	1碗（140克）	280千卡
方便面	1包（100克）	470千卡
面包	2片(厚切连皮，100克)	250千卡
甜面包	1个（60克）	210千卡
咸面包	1个（60克）	170千卡
法国吐司	1片	356千卡
早餐粟米片	1碗（25克）	92千卡
麦片（米熟）	1碗（56克）	180千卡

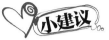

不妨写个饮食日记吧！

至此，想必你已经意识到了饮食疗法的重要性。在此，我建议糖尿病患者不妨写一个自己的饮食日记，记录下自己每日饮食的点滴。你所做的努力不会白费，饮食日记会让你清楚自己每日的饮食，更会督促你养成良好饮食习惯，还将成为你就医时提供给医生的重要参考。

现在，也有很多手机APP应用，可以轻松地帮你记录每日饮食，比以前方便多了。

其实，写过日记的朋友都应该清楚，在一开始写日记的时候确实是一种折磨，渐渐地它会成为一种习惯，时间久了它会成为一种嗜好，最后连你自己都会上瘾。

那么，下定决心的你，不妨从明天开始你的饮食日记吧！

生命之源——蛋白质

蛋白质是各种器官和组织的主要构成材料，它在人体内无处不在。我们的肌肉、脏器、毛发、指甲都离不开它，血液的成分、代谢反应中的酶、部分激素、免疫系统的抗体、染色体等各个角落都可以发现它的踪迹。

蛋白质是建造和修复身体的原料。身体的成分总是处于不断合成和分解的稳定状态中。例如，占血浆中蛋白质45%的清蛋白大约每天更新3%，而纤维蛋白原每天更新25%，小肠内表皮细胞每2～4天全部更新一遍。

正是由于蛋白质构成了人体的方方面面，如果缺乏的话，人体对疾病的抵抗力会下降，大脑活动会迟钝，会发生贫血，血管壁会变脆弱，生长发育期的孩子会停止生长……如果长期缺乏的话，甚至会危及生命。

成人一天需要蛋白质的量，应该占摄取总热量的20%左右。换算后，每千克体重每天需要0.67～1克蛋白质，比如一个体重60千克的成人，一天需食用40～60克蛋白质，相当于1～2升牛奶中的蛋白质。妇女妊娠期和哺乳期每天需要蛋白质的量分别需要增加30克和20克。

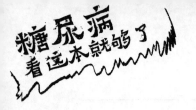

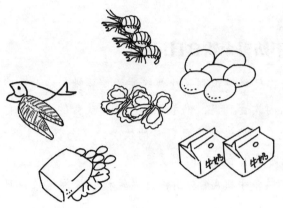

氨基酸的种类和数量决定蛋白质的营养价值

摄取蛋白质时，除了要确保一定的量，还要注重"质"。同样都是蛋白质食品，由于其中含有的氨基酸的种类和数量不同，营养价值可能相差甚远。

蛋白质，分为完全蛋白质和不完全蛋白质。含有人体所需要的8种必需氨基酸（必需氨基酸的种类和作用见表2-3）的蛋白质来源，称为完全蛋白质。后来人们发现幼儿体内不能合成组氨酸，所以对于幼儿来说，组氨酸为必需氨基酸，而成人之后，人类可以自己合成组氨酸，但合成量仍不足以满足机体需要，所以又称为半必需氨基酸。这些必需氨基酸中的每一种都具有特殊作用，能够参与人体细胞的生长以及组织的修补，无论缺哪一种都会产生严重的后果。不完全蛋白质只能用于提供热量，而不能用来帮助身体的修补和构建。

不完全蛋白质，只能用于转化热量，在转化利用的过程中，经过脱氨作用，还可能产生过多的尿酸，摄入过多的话，可能会增加肾脏负担。

动物性食品往往富含完全蛋白质，诸如肉类、鱼类、贝类、蛋和奶酪等都是完全蛋白质的代表。

总体而言，动物性食品的蛋白质优于植物性食品。但在大豆和豆制品中，除了蛋氨酸比例较低外，其他几种必需氨基酸含量都很高，也可以算是优质蛋白。

当素食为主时，如果将几种植物蛋白质混合后，可以使多种必需氨基酸互相补充，使其接近人体所需的比值，提高生物学价值。在这方面，我们的饮食文化有丰富的经验，比如在玉米面中加豆粉、用两种面（玉米和小麦）做食品，都可以提高其生物学价值。

因此，摄取蛋白质时，要重点"光顾"肉类、鱼类、贝类、蛋、奶酪和豆制品。

值得留意的是，我们这里不提牛奶、酸奶等奶制品，仅仅说到奶酪。那是因为牛奶、酸奶等除了富含蛋白质，还富含脂肪、维生素和矿物质等，可以单独列为一类。而同样作为奶制品，奶酪又是比较特别的一个成员，相比于牛奶，它的营养结构更接近于肉类。

表2-3　必需氨基酸的种类和作用

名称	主要作用	富含该物质的食物	注意点
亮氨酸	提高肝功能	肉、乳制品，以及很多食物	摄取过多的话，可能引起免疫力下降
异亮氨酸	促进生长发育 促进大脑发育 扩张血管 提高肝功能	小牛肉、禽类、牛奶、奶酪	和亮氨酸、缬氨酸之间的摄取不均衡的话，会引起体重下降
赖氨酸	促进生长发育 提高注意力 提高肝功能	肉类、鱼类、贝类、蛋、牛奶、奶酪、豆类、豆制品	如果长期大量吃谷类，可能会造成赖氨酸缺乏
苏氨酸	促进生长发育 防止肝脏脂肪蓄积	蛋、脱脂奶粉	苏氨酸不足容易引起脂肪肝、食欲不振、贫血等病
色氨酸	改善睡眠 促进大脑发育 缓解疼痛 改善抑郁状态	牛奶、奶酪、蛋黄、豆制品、坚果	色氨酸不足会引起失眠，过多则可能增加肝硬化风险
缬氨酸	促进生长发育 维持血液中的氮气平衡	小牛肉、奶酪，以及其他很多食物	和亮氨酸、异亮氨酸之间的摄取不均衡，会引起体重下降
含硫氨基酸（蛋氨酸和半胱氨酸）	促进伤口修复 改善抑郁状态（蛋氨酸） 清除有害物质（半胱氨酸）	牛奶、肉类、全小麦、燕麦	有文献示动物缺乏蛋氨酸会引起动脉粥样硬化和脱毛
芳香族氨基酸（苯丙氨酸和酪氨酸）	提高肝功能 升高血压 改善抑郁状态 产生黑色素（酪氨酸）	动物性食品、豆制品	高血压、心脏病患者，以及孕妇需要补充时，请在医生指导下进行

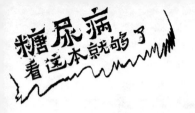

构建人体的材料，不可缺的能量来源——脂肪

在人们的印象中，脂肪扮演的角色总有些"黑暗"，人们认为它是引起肥胖和许多疾病的元凶。的确，脂肪是高热量的物质，1克脂肪蕴含的热量是糖类和蛋白质的2倍，所以脂肪吃多了确实容易发胖，还会引起血脂升高，造成代谢疾病。

而事实的另一方面是，脂肪构成了身体结构中所有的保护膜，保护着血管、心脏、皮肤、大脑和关节，是血液、激素的组成成分，还能帮助维生素A、维生素E的吸收。而脂肪中两种特殊的不饱和脂肪酸——亚油酸和亚麻酸，更是维持身体健康所必需的，它们参与免疫过程、视觉功能、细胞膜形成和某些激素的生成，还有促进生长、防止皮炎的作用。

因此，我们可以这么认为，脂肪是敌是友，全看你能不能科学地"吃"它了。

就算在减肥，也要摄入少量的脂肪

脂肪可以由体内的糖类通过代谢转变而来，所以一般人体不会缺乏脂肪。

但是，如果有人为了追求苗条身材而对一切脂肪说"不"，时间长了，肾功能会衰退，皮肤会粗糙，在黑暗中眼睛会看不清东西……身体因缺乏脂肪而引起的各种不适会一一出现。

成年人的脂肪摄取量应占一天总热量的20%～25%。肥胖或年老的人可以按20%来计算。换算下来，一天摄入1600千卡能量的成人，需要35～45克的脂肪（1克脂肪相当9千卡热量）。

鱼是饮食中脂肪的理想来源

脂肪的摄取，除了要注意"量"，同样也要注意"质"。

红肉、黄油、蛋、牛奶等食品中含有的动物性脂肪，多为饱和脂肪酸，会增加血液中的低密度脂蛋白、胆固醇，过度食用还可能诱发动脉粥样硬化等慢性病。而植物油、鱼中的脂肪，多为不饱和脂肪酸，能减少血液中的低密度脂蛋白和胆固醇，还可以预防动脉粥样硬化。因此，为了你的身体健康，需要把饱和脂肪酸（红肉、黄油）、不饱和脂肪酸（主要为植物油，不

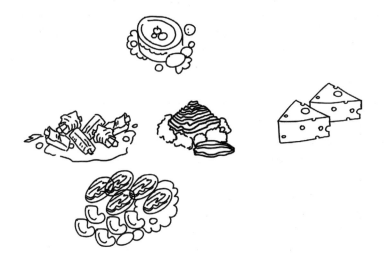

饱和脂肪酸的种类和作用见表2-4）、多价不饱和脂肪酸（主要指鱼）这三者按比例搭配食用。

读者朋友不妨尝试在今后的生活中，适度减少红肉的摄入，多给鱼肉一些上餐桌的机会。

警惕高脂食品带来的热量超标

排骨肉、腊肉、奶油、奶酪、坚果等食品实际上都属于高脂食品，我们需要警惕那里边"隐藏着的脂肪"。

与植物油、黄油等食物不同，上述高脂食品看上去很亲切，感觉并不那么"油"，吃起来也容易下口，不会油腻恶心，许多人会禁不住一下子吃很多。但实际上，排骨肉、腊肉等食物，其重量的45%是脂肪。杏仁、花生等的脂肪含量更是"登峰造极"，多达60%。只要吃上20粒大颗的花生，就相当于进食了80千卡的热量。很可能，您辛辛苦苦计划好的热量限制就会付之东流。

因此，我们建议患者在进行饮食疗法的时候，尽量少吃富脂食物。

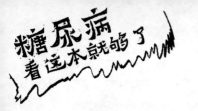

表2-4 不饱和脂肪酸的种类和主要作用

名称	主要作用	富含该物质的食物
油酸	人体自身也能合成。能清除血液里的胆固醇，预防动脉粥样硬化	橄榄油、蓖麻油、红花籽油
亚油酸	必需脂肪酸的一种。能降低血液里的胆固醇，但食用过多，会使对人体有益的高密度脂蛋白一同降低，还可能引起过敏、免疫力低下导致感染等不良后果	红花籽油、蓖麻油
亚麻酸	必需脂肪酸的一种。在体内可转变为EPA（二十碳五烯酸）、DHA（二十二碳六烯酸）等物质。食用过多可引起与亚油酸过量类似的后果。此外，亚麻酸还能营养脑细胞和神经细胞，将来可能用于改善认知和治疗精神疾患	紫苏籽油、亚麻籽油、核桃
EPA	人体不能合成的必需脂肪酸的一种。能使血流通畅，预防和改善动脉硬化和冠心病；有助于改善过敏和炎症反应	鱼类，尤其是深海鱼类
DHA	必需脂肪酸的一种。可以预防和改善动脉硬化、冠心病和免疫系统疾病	富含脂肪，尤其是眼眶里脂肪多的鱼

三大营养素增效的润滑油——维生素

维生素可谓是20世纪的伟大发现。到如今，人类发现的维生素多达几十种。它们可分为脂溶性维生素和水溶性维生素两大阵营。

人们认识维生素是从维生素缺乏症开始的。您可能听过一些耳熟能详的疾病，它们都和维生素缺乏有关系，比如坏血病（缺乏维生素C）、脚气病（缺乏维生素B_1）、糙皮病（缺乏烟酸）、恶性贫血（缺乏维生素B_{12}）、夜盲症（缺乏维生素A）和佝偻病（缺乏维生素D）。

不同的维生素功能不一。一言概之，维生素这个大家族是碳水化合物、蛋白质和脂肪的得力助手，有了它们，三大营养素可以在人体内更好地发挥作用。如果维生素不足，即使三大营养素样样齐全，它们也不能很好地被身体利用。

由于各种维生素在体内的含量都很低，如果饮食不均衡又不注意补充的话，很容易引起缺乏。

　　缺乏维生素的初期没有什么不适，不容易被及时发现。时间长了，可能出现易疲劳、食欲不振、口腔炎症等症状，这些都是维生素缺乏的可疑症状。这是身体在向你发出信号：是时候补充维生素了。

多吃点绿叶蔬菜

　　近年来，补充维生素似乎成为一种流行，总有人时不时掏出一个小瓶，倒出各种各样的维生素药片，说是要"补一补"。电视、报纸上关于补充维生素的广告也可谓是"铺天盖地"。其实，维生素最好的来源就在您的餐桌上，价格便宜量又足，那就是蔬菜。

　　蔬菜的种类很多，成人每天食用300克蔬菜对健康十分有好处，其中，如果1/3是绿叶蔬菜的话，对糖尿病患者就更为理想了。

　　绿叶蔬菜不仅富含维生素A和维生素C，还含有丰富的矿物质和膳食纤维，有助于血糖的控制。这些绿叶蔬菜和用于制作沙拉的黄瓜等蔬菜有所不同，简单经水一煮就会软化，入口方便，吃上一顿可以补充不少维生素。

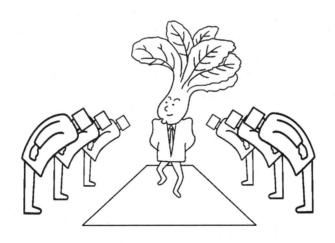

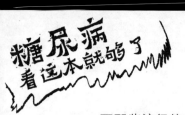
而那些流行的各种维生素片，说到底也只是辅助用的保健品，远不如吃蔬菜这样来得经济实惠。如果你每天进食的蔬菜足够丰富，那就没有必要专门购买维生素类的保健品。

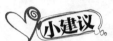

利用宴会前后三天调整进食的热量

前去赴宴，往往难免会吃多了，就会影响饮食疗法的成效。为了控制宴会当天的热量，有些人采取在赴宴前先"饿上一顿"的方法。实际上这是不可取的。

我们在这推荐一种"循序渐退＋循序渐进"的方法，具体说来，就是在宴会前3天，每天减少部分进食量，在宴会后3天，再将进食量逐步递增至患者自己之前的每日热量。

理由很简单，这样能够给我们的身体一点缓冲的时间，从而稳定血糖。

表2-5列出了维生素的种类和主要作用，供读者参考。

表2-5　维生素的种类和主要作用

	名称	主要作用	富含该物质的食物	每日推荐摄取量
脂溶性维生素	维生素A	保护皮肤、黏膜和视网膜 增强免疫力 预防癌症	鱼肝油、牛奶、黄油、奶酪、蛋、鳗鱼、绿叶蔬菜	成年男性：700～750微克 成年女性：600微克
	维生素D	促进钙、磷吸收	鱼肝油、鱼肉、蛋黄、肝脏、蘑菇	成人：5微克
	维生素E	抑制过氧化脂肪酸生成 协调自主神经 维持正常生育能力	植物油、坚果、谷物、绿叶蔬菜、豆类、鳗鱼	成年男性：8～9微克 成年女性：8微克
	维生素K	调节凝血功能 促进钙质沉积	绿叶蔬菜、植物油、豆类、海藻、牛奶、肝脏	成年男性：75微克 成年女性：60～65微克

名称		主要作用	富含该物质的食物	每日推荐摄取量
水溶性维生素	B族维生素			
		维生素B$_1$ 促进生长，缓解疲劳 使心脏、肌肉、脑、神经的功能正常化	肉（尤其是猪肉）、肝脏、牛奶、豆类、黑米、	成年男性：1.3～1.4毫克 成年女性：1.0～1.1毫克
		维生素B$_2$ 保护皮肤、黏膜和眼睛 防止体内脂肪蓄积 抑制过氧化物质生成	肉、牛奶、肝脏、乳制品、蛋黄、青背鱼、绿叶蔬菜	成年男性：1.4～1.6毫克 成年女性：1.2毫克
		维生素B$_6$ 维持正常神经功能 增强对过敏的免疫力 防止老化	酵母、胚芽、黑米、肝脏、肉、鱼、蛋、牛奶、豆类	成年男性：1.4毫克 成年女性：1.2毫克
		维生素B$_{12}$ 促进蛋白质代谢 参与红细胞合成 维持正常神经功能	肝脏、贝类、蛋、青背鱼、豆类、粥	成人：24微克
		烟酸 强化皮肤和黏膜 维持消化系统功能健全 促进血液循环	酵母、肝脏、肉、鱼、豆类、绿叶蔬菜	成年男性：14～15毫克 成年女性：11～12毫克
		叶酸 参与红细胞合成 促进生长 促进哺乳	酵母、胚芽、肝脏、肉、蛋黄、牛奶、豆类	成人：240微克
		泛酸 增强免疫 消除疲劳	酵母、胚芽、肉、鱼类、贝类、牛奶、大豆	成年男性：6毫克 成年女性：5毫克
		生物素（维生素H） 维持皮肤健康 预防白发和脱发	啤酒酵母、肝脏、蛋黄、大豆	成人：45微克
	维生素C	增强免疫 消除疲劳 促进铁吸收 增加皮肤色泽 阻止自由基活化，防癌	柑橘、柿子、草莓、绿叶蔬菜、山芋	成人：100毫克

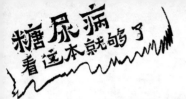

人体无法合成，只能补充——矿物质

人体重量的96%是有机物和水分，4%是无机元素。人体内约有50多种矿物质，在这些无机元素中，已发现有20种元素是构成人体组织、维持生理功能、生化代谢所必需的，除碳、氢、氧、氮这4种元素主要以有机化合物形式存在外，其余均称为无机盐或矿物质。矿物质和维生素一样，是人体必需又无法自身产生和合成的元素。它们也和维生素一样，起着"润滑剂"的作用，在体内必须维持一定量。但它们和维生素的特点又有所不同，大多数人在日常饮食中能够摄取到足够的矿物质。

但是，这并不等于说，您无需关注矿物质的补充。

矿物质是否缺乏与我们的饮食结构有关。在我国居民的膳食结构中比较容易缺乏的矿物质主要有钙、铁、锌、碘、硒。在平时的生活中，我们也常耳闻缺钙、缺铁的例子。因此，对于矿物质我们要有起码的意识，并适量补充含矿物质丰富的食物，如鱼、海藻、大豆等。

补充矿物质不要过量

凡事都有个度，过犹不及。补充矿物质时您也应该注意这一点，摄取矿物质过多也会引起各种问题。我们就拿摄取钠和磷过多的例子来说明。

人体对钠的安全摄入量每天为1000 ~ 2500毫克，盐中含40%的钠，也就是每日适宜摄入2.5 ~ 6克食盐。因此，世界卫生组织（WHO）一开始时建议，盐的摄入量每人每天应在6克以下，而到了近些年，世界卫生组织进一步把这个数值限制到了每日5克以下。如果人体摄取钠过多的话，会有引起高血压的风险。此外，如果食物中含有的盐分过多的话，会导致骨里的钙质流失，造成骨质疏松。

人体内的钙和磷之间存在一定的平衡，一者多了另一者就会相应减少。因此，如果食物含有的磷过多，会影响钙质的吸收，引起骨的代谢性疾病。

现在有些年轻人，一日三餐不是快餐饮食，就是方便面，渴了就爱喝可乐，没事就喜欢嚼嚼糖果。这样的饮食习惯容易导致钠和磷摄取超标，年纪大的时候容易发生骨质疾病。

表2-6列出了矿物质的种类和主要作用，供读者参考。

表2-6　矿物质的种类和主要作用

名称	主要作用	富含该物质的食物	每日推荐摄取量
钙	骨骼、牙齿及软组织的重要成分 碱化血液 凝血系统的重要成分 稳定肌肉兴奋性 安定精神	牛奶、奶酪、脱脂奶粉、鱼、海藻、大豆、绿叶蔬菜	成年男性：650～900毫克 成年女性：600～700毫克
磷	协助钙发挥作用，构建骨骼、牙齿等组织 促进脂肪和糖类代谢 促进生长 稳定细胞膜	蛋黄、肉、鱼类、贝类、胚芽	成年男性：1050毫克 成年女性：900毫克
铁	红细胞中血红蛋白的重要组成 肌肉中肌红蛋白的重要组成 抗疲劳 促进小儿发育	肝脏、肉、蛋、红色的鱼、贝类、大豆、绿叶蔬菜	成年男性：7.5毫克 成年女性：10.5毫克
钠	调节细胞内外渗透压 维持体液碱性 夏天预防中暑 稳定肌肉和神经的兴奋性	食盐、酱油、火腿、加工食品	成人：1500～2200毫克
钾	和钠共同调节细胞内外渗透压 促进钠的排泄 调节肌肉和心脏功能 活跃大脑活动	柑橘、柿子、芋、蔬菜、动物组织	成年男性：2000毫克 成年女性：1600毫克
碘	促进生长 促进蛋白质、脂肪、糖类代谢 保持正常新陈代谢	海带、紫菜、鲜带鱼、干贝、海蜇、龙虾	成人：150微克

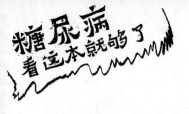

名称	主要作用	富含该物质的食物	每日推荐摄取量
镁	促进镁的活性 促进肌肉收缩 抑制神经兴奋	坚果、紫菜、小米、玉米、荞麦面	成年男性：340～370毫克 成年女性：270～290毫克
锰	参与骨质形成 促进激素生成	粗粮、豆类、核桃、花生、葵花子、芝麻、茶叶	成年男性：4.0毫克 成年女性：3.5毫克
铜	促进铁质吸收 生成色素 强化骨质和血管壁	动物内脏、肉、鱼、螺、牡蛎、蛤蜊、豆类、核桃	成年男性：0.8毫克 成年女性：0.7毫克
钴	维生素B_{12}的成分 参与红细胞的生成	肉、肝脏、鱼类、贝类、奶制品	建议的每日摄取量尚不明确
氯	促进消化 维持血液酸性 维持细胞内外渗透压	食盐	建议的每日摄取量尚不明确
锌	参与蛋白质和糖类的代谢 活化激素	鱼类、贝类、肉、黑米	成年男性：9毫克 成年女性：7毫克
硒	抗氧化 抗老化 预防冠心病和脑血栓	鱼类、贝类、动物内脏、肉	成年男性：30～35微克 成年女性：25微克
硫	保持皮肤、头发、指甲的健康 是软骨、骨和肌腱的组成成分	蛋白质（尤其是动物性食品）	建议的每日摄取量尚不明确
氟	参与牙齿和骨骼的形成	鳕鱼、鲑鱼、沙丁鱼等海鲜类食物，以及茶叶、苹果、牛奶、蛋	建议的每日摄取量尚不明确
钼	参与尿酸代谢 促进铁的利用	牛奶、乳制品、肝脏、豆类、谷类	成年男性：25微克 成年女性：20微克

备受瞩目的"第六元素"——膳食纤维

几十年前，人们提及营养，往往只是关心碳水化合物、蛋白质、脂肪这三大营养素。十几年前，大众的眼光开始投向维生素和矿物质。现如今，膳食纤维作为"第六元素"，又悄然走进我们的视野。

膳食纤维是一类不被人体消化吸收的多糖，是纤维素、半纤维素、木质素和果胶等物质的总称。膳食纤维这个词语在1970年以前的营养学中尚未出现，当时只有"粗纤维"的说法，用以描述那些不能被消化吸收的食物残渣。

那么，这种貌似不能被人体利用的"垃圾"怎么会引起人们的关注呢？

简单说来，那是因为人们开始认识到它是人体健康饮食不可缺少的，纤维在保持消化系统健康方面扮演着重要的角色，摄入合适的纤维，有利于预防心血管疾病、癌症、糖尿病等病症。

膳食纤维的神奇功效

膳食纤维具有多种好处。它能帮助肠胃蠕动，促进食物的消化吸收；具有较强的吸水性，当人体摄入的营养过剩时，能把过剩的营养带出体外；有利于

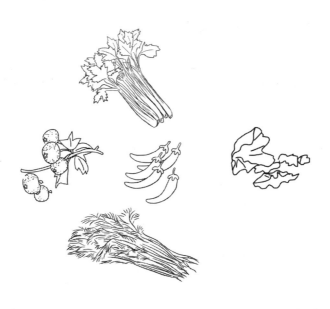

粪便的排泄，防止便秘；它还有庞大的吸附基团，能将众多有害的、有毒的、致癌的物质一起带出体外。对糖尿病患者而言，膳食纤维还能减缓饮食中葡萄糖的吸收速度，有利于控制餐后血糖的突然升高。

经常补充膳食纤维，不仅能保持健康的体质，维持匀称的身材，在一定程度上，还能辅助预防冠心病、糖尿病、癌症等诸多疾病。

膳食纤维有两种：水溶性膳食纤维和非水溶性膳食纤维。我们平时吃的蔬菜叶子中含有的多是非水溶性膳食纤维，它的主要功效是把有害、有毒和致癌的物质带出体外。水溶性膳食纤维常见于水果、海藻等食物，它有助于减缓消化速度和排泄胆固醇，可以让血液中的血糖和胆固醇控制在理想水平，还可以帮助糖尿病患者减少胰岛素用量，降低甘油三酯。

世界粮农组织建议正常成人每天摄入膳食纤维27克，我国营养学会在2000年提出，成年人适宜摄入量为每天30克，但目前我国大多数居民从日常食物中摄取的膳食纤维只能达到每天8～12克。

为了预防糖尿病这样的"富贵病"，我们建议您多食用一些富含纤维的蔬菜、水果。当然，对于膳食纤维的摄入，同样应该掌握个"度"。如果一顿吃太多，可能会发生一过性的腹胀、腹泻等不适。

下面的表格（表2-7）给大家列举了一些富含膳食纤维的食物种类，像香菇、竹荪等食材，就是很不错的膳食纤维来源。

表2-7　富含膳食纤维的20种食物

食物名称	每100克食物中膳食纤维的含量
茯苓	80.9克
山楂（干）	49.7克
竹荪（干）	46.4克
辣椒粉	43.5克
高良姜	43.3克
八角	43克
辣椒（红、尖、干）	41.7克
裙带菜（干）	40.6克

食物名称	每100克食物中膳食纤维的含量
甘草	38.7克
罗汉果	38.6克
藿香	37.6克
咖喱	36.9克
莱菔子	35.6克
松蘑（干）	35.1克
发菜（干）	35克
茴香	33.9克
红菇	31.6克
香菇（干）	31.6克
小麦麸	31.3克
银耳（干）	30.4克

饮食疗法实战——用好"食物热量换算表"，饮食疗法不再没章法

糖尿病患者对"食物热量换算表"这个词应该不陌生，在医院就诊时，医生是否给您看过一份写着食物的种类、重量、热量之间关系的量表呢？

有了食物热量换算表，您无需苦恼于无法逐一细算各种食物的热量。逐一计算的方法固然精细，但难以掌握；而如果仅仅是粗略估计食物热量，又显得过于随意。食物热量换算的方法介于两者之间，既较为准确又方便掌握。如果好好使用的话，它将会成为您饮食生活、控制血糖的好帮手。

下面，我们将针对食物热量换算表作详细说明。

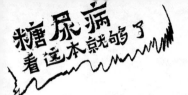

第一步：记住食物的分类

我国各地区可以根据当地的饮食习惯和主副食品的营养组成，制定糖尿病食物热量换算表。目前我国将食物按成分划分为6大类，制定出每类食物一个交换份数的重量、热量、三大营养素的数量及各类食物的等价交换表。

在使用时，你只需按全日所需总热量来分配三大营养素，再参照交换表，按照个人喜欢来选择适宜的食品种类及份数，就可以方便地制订出每天的食谱。

让我们看一看下面的食物分类表（表2-8），在这里，我们把一些常见的食物进行了归类，您可能会发现原本自己认为属于同类的食物被分到了不同类别。那是因为我们的分类原则是食物中营养素的种类和比例。两种形似的食物，很可能因为营养素的差别而归类不同。

使用食物热量换算表的第一步是：了解哪种食物属于哪一类。这一步其实不难，在查看表格之后，您可以在实践中进一步强化记忆。

表2-8　食物热量换算表的食物分类

食物的分类	食物的种类	食物的种类	1份（80千卡）食物中营养素的比例		
			糖类/克	蛋白质/克	脂肪/克
以糖类为主的食物	谷类	谷物、芋、含糖多的蔬菜、豆（除大豆）	18	2	0
	水果类	水果	20	0	0
以蛋白质为主的食物	瘦肉类	鱼类、贝类、瘦肉、蛋、奶酪、大豆	0	9	5
	乳类	牛奶和乳制品（除奶酪）	6	4	5
以脂肪为主的食物	油脂类	油脂、多脂性食物	0	0	9
以维生素、矿物质为主的食物	蔬菜类	蔬菜（富含碳水化合物的那一类除外）、海藻、菇类	13	5	1

第二步：80千卡换算为1份

接下来，我们要理解一个概念，那就是：在食物热量换算表中，我们把每80千卡的食物热量标记为1份，然后再标示出每种食物1份所对应的重量。

读到这里，您可能会有这样的疑问：为什么要把80千卡换算成1份呢？而不用一些更好记的，像100千卡这样的数字呢？那是因为生活中许多常见食物的计量单位，都和80千卡搭上了关系，比如半碗米饭的热量是80千卡，一个鸡蛋是80千卡，一根香蕉是80千卡，一个小苹果含有的热量也是80千卡。

进行饮食疗法时，最让人头痛的莫过于进行每日食物热量的计算了。有了"1份＝80千卡"这个概念，这件事就变得简单起来。比如，一天限制的热量数是1600千卡，那么1600÷80＝20，也就是说，你需要20份食物。如果限制的热量数为1800千卡，那么1800÷80＝22.5，就可以得出需要22.5份的食物。接下来，你只要去找相应份数的食物来调配就可以了。

有了这个，所需食物用量的计算就方便了许多！

第三步：在实践中增强记忆

掌握了食物分类，理解了"份"的概念，剩下的就是在日常生活中加以实践应用了。

同一类的食物，并且份数相同，便可以进行食物交换。比如在瘦肉类中，

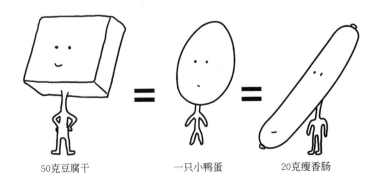

50克豆腐干　　　　　一只小鸭蛋　　　　　20克瘦香肠

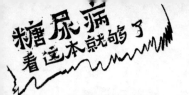

1份瘦香肠是20克，1份豆腐是125克，1份豆腐干是50克，1份蛋是1只大鸡蛋或1只小鸭蛋。相应地，如果您选择1份瘦肉类食品时，可以要50克豆腐干，或者1只小鸭蛋。在一开始进行食物量表的计算时，你可能会有些不习惯，但只要坚持使用食物分类表，就能在实践中不断增强记忆，熟能生巧。

这样，只要按照"份"的原则进行食物交换，就可以在保证健康饮食的同时，又能让食物花样不断翻新。

饮食疗法实战——平衡饮食中的营养

如何吃得更好

糖尿病患者在懂得如何限定每日热量的同时，当然还应该想办法让自己吃得好一些。也就是说，每一天的营养要均衡和全面。

为此，有学者按不同的热量需求配比了一份营养素表格（表2-9）。除了合并肾病的患者，或有其他特殊理由，大部分糖尿病患者可以参照该表来进行营养配置。

表2-9　不同热量的食物配比

	1200千卡	1440千卡	1600千卡	1840千卡	2000千卡
	15份	18份	20份	23份	25份
谷类	6	9	11	12	13
水果类	1	1	1	1	1
瘦肉类	4	4	4	5	6
乳类	1.5	1.5	1.5	1.5	1.5
油脂类	1	1	1	2	2
蔬菜类	1	1	1	1	1
调料	0.5	0.5	0.5	0.5	0.5

有了这个表格，您可以按照表格中的项目来配比自己的三餐。当然，这并不是说各类食物的配比要严格按照此表，对该表进行小调整也无妨。您完全可以根据自己的喜好，在整体框架形成的基础上，对表格里的内容进行修改，使之更符合自己的饮食习惯。

如何分配一日三餐的热量

糖尿病患者在开始饮食疗法时，还有一个值得注意的问题就是如何分配一日三餐的热量。

之前我们提到过，如果早晨饿肚子，只吃午餐和晚餐的话，很容易造成上午血糖偏低，午餐后血糖值又快速上升，不利于血糖控制。如果在一日三餐间频繁加餐，又会增加血糖控制的难度。因此，糖尿病患者最好能严守一日三餐、定时定量的健康生活。

如果您不知道如何分配三餐的热量才合理，不妨尝试将一日所需热量平均分配到三餐的方法。

✚ 小知识栏

外出就餐须知

每到吃饭的时候，白领们往往喜欢聚在一起点餐或外出就餐，在开饭之前，我们常常可以听到他们讨论："叫一张比萨吧""要份麻辣香锅""还是点两块汉堡吧"……就这样，一顿饭吃什么就决定了下来。

对糖尿病患者而言，在吃这件事情上可不能这么随意，需要花些心思。患者朋友可千万不要用简简单单的两块汉堡或一个火锅来"打发"自己的这一顿饭，而是按照"主食＋主菜＋配菜"的方式，这样，你就会对自己每一顿饭的热量认识得更加清楚，对糖尿病的控制也更有保障。

有些人可能有自己的想法：由于我的饮食习惯很难做到平均分配一日所需热量，那该怎么办？的确，在吃这件事情上，没有人是一样的，有人早餐时会没什么食欲，有人晚餐又不想吃太多东西，有人上午工作量大，早餐不吃饱就没力气……因此，我们提出的一日热量平均分配，并不是绝对的平均，而是"大致平均"的意思。

比如，您每天需要限制的热量是1600千卡（20份）的话，根据自己的习惯，可以按"早餐7份，午餐6份，晚餐7份"来进行分配，也可以按"早餐6份，午餐7份，晚餐7份"来分配。这些都不违反原则。如果您能够随时监测自己的血糖，相应地调整药物的话，甚至可以给自己加上一餐，比如按"早餐6份，午餐5份，晚餐7份，加餐2份"的方式来分配。

饮食疗法实战——食物重量和热量的关系

如何正确计算食物的热量

饮食疗法限定糖尿病患者每天进食的热量，这就需要患者按照食物的重量或体积计算其中的热量。如果您能很好地掌握这一点，饮食疗法也就成功了一大半。

翻阅食物热量换算表时，可以发现，1份（80千卡）某种食物，除了标示有"××克""××毫升"外，往往后边还带着"一大个""中等大小的一瓶""一小片"这样的估算单位。看到这些估算单位，不少患者朋友可能会很开心地想："食物热量换算表真好呀，一本在手，饮食不愁，有了这些估算单位，我就可以很方便地统筹一天的饮食了。"

但这种投机取巧的做法有其弊端，要知道，所谓"大、中、小"的感觉，是因人而异的。很可能，你手中的"小"苹果，在别人的眼中却是一个"大"苹果。如果你一直使用这种估算量，很可能会在不经意之间就会热量超标了。

因此，我们推荐每位患者在刚开始进行饮食疗法的时候，不要盲从于估算方法，而应该使用计量工具来——计算食物的热量。这样做难免麻烦，但是能够很准确地了解自己一天的摄入热量。

如何正确称量食物的重量

正确地了解食物的重量，是保证热量摄入不超标的大前提。

鱼、肉、菜等食品相对方便些，买菜时市场的工作人员通常会告诉我们这些食物的重量，在超市购物时，包装盒上也往往会标明重量。牛奶、豆浆、果汁等食品，如果在购买时没有标注其体积，可以利用量杯或量勺等工具进行测量。

另外，在称量食品时，我们向患者朋友提三条建议。

训练自己的目测能力

建议进行饮食疗法的患者，不妨在称量食物之前先猜一猜它们的重量或体积，然后通过计量工具来验证自己的估计。久而久之，你就会练就一双"火眼金睛"，对于食物重量和体积的估计都会八九不离十。

但是，即使是这样，也不能对自己的估算能力盲目自信。人的感觉是会变化的。至少，你应该每个月进行一次食物的称量，来"校正"自己的估算能力。

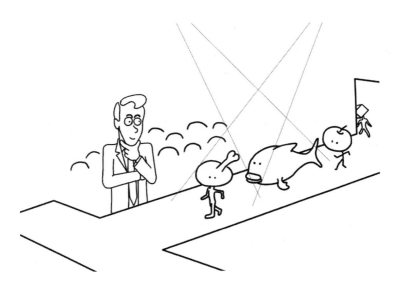

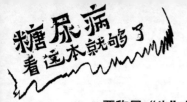

要称量"生"的食物

食物经过煎煮、烧烤、蒸等料理过程，重量和体积都会改变。因此，我们所说的准确称量，指的都是称量"生"的食物。此外，我们不会吃水果的皮和核、鱼的骨头和内脏、花生的壳，因此，准确称量时我们还应该注意去除食物废弃部分，只称量可进食部分的重量。

要知道，在食物热量换算表中记载的数字，也都指"生"的食物中可食部分的重量或体积。

允许小的误差

虽说正确称量是十分重要的，但也不要对这些称量数据过分严苛。

我们曾看到一些糖尿病患者十分较真："食物热量换算表上写着××食物1份（80千卡）是100克，那么，98克或101克都是不行的。"这种"严谨"的精神固然好，但不值得推荐，因为没有人能长期这么坚持下去，而且这么做会形成一种无形的精神压力。

✚ 小知识栏

手指、手也可以成为很好的计量工具

称量食物时，原则上我们要使用计量工具来计算食物的重量和体积，但如果一时手头上没有这些工具，我们该怎么办呢？

这时候，我们大可以把自己的手指、手当做辅助的计量工具来使用。

一小撮盐：使用拇指和食指抓握的一小撮食盐量约为小勺子的1/10（0.5克）；使用拇指、食指和中指三根指头抓握的食盐量约为小勺子的1/5（1克）；用除了小指以外的四指抓握的食盐量约有小勺子的1/2（2.5克）。

一握食盐：单手抓握的食盐量约为大勺子的2倍。

一手蔬菜：将蔬菜堆满一个手掌，约有100克重量。

因此，我们向患者提出限定食物热量时，只要每日的食物总热量在限定范围的上下200千卡之间，我们就认为及格了，如果误差再小一点，那就更理想了。

饮食疗法实战——如何与零食、水果相处

加餐的热量也要算入每日食物总热量中

在门诊经常会听到一些糖尿病患者这样抱怨："我一直在进行饮食疗法和运动疗法呀，怎么血糖的控制还是不稳定呢？"

阅读了他们的"饮食日记"，有时也觉察不出问题所在。仔细交谈下，才发觉原来这些患者只记载了一日三餐，却没有提及平时的零食，原因是他们不觉得吃零食是在"吃饭"。可能有些读者乍一听觉得好笑，但有这样错误认识的患者不在少数。

多数糖尿病患者在进行饮食疗法前，体型较胖，吃得也很多，一下子限制其一日三餐的热量，往往会觉得吃不饱，就会不自觉地给自己加餐：没事嚼几块巧克力，餐后再削个苹果，空闲了又买杯可乐……就这样，加上这些零食，自己辛苦进行的饮食疗法也就毫无成效可言。至于血糖控制能否稳定，也就可想而知了。

注意"隐藏"的热量

不少人存在这样的误区，认为零食不甜就没什么关系，吃多了也不会增加多少热量。但事实上，大部分零食都是高热量的。就以毫无甜味可言的咸煎饼来说，吃上两张就会摄入80千卡的热量。饮用可乐这样的甜品，更会陡然增加食物热量。

在此，值得一提的还有水果。水果一方面富含维生素和矿物质，深受人们

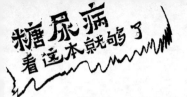
的喜爱，但另一方面，它的糖类含量丰富，不少人指责它是"肥胖食品"。一般而言，水果中的糖类多为果糖，它容易在体内转化为中性脂肪，引起肥胖，对糖尿病起着推波助澜的作用。由于人们在夜间活动少，能量消耗低，如果晚餐后吃太多水果的话，脂肪就容易在体内堆积。

有些水果含有大量蔗糖，大量进食后很容易引起血糖值激增。这一点对糖尿病患者也很不利。因此，我们建议糖尿病患者在吃水果时也要注意适量。

水果是糖尿病食谱中的一部分。病情稳定、血糖基本控制的患者，可以选用含糖量低、味道酸甜的水果。对于一些血糖高、病情不稳定的患者只能选用含糖量在5%以下的蔬菜和水果，比如草莓、西红柿、黄瓜等。对于糖尿病患者而言，每日由水果提供的热量不宜超过80千卡（1份）。我们推荐选用每100克中含糖量少于10克的水果，如青瓜、橙子、柚子、柠檬、桃子、李子、杏、枇杷等。此类水果中，通常每100克提供20～40千卡的热量。

得和水果说再见吗

在不少糖尿病患者的眼中，水果虽然口感香甜诱人，但含糖量高，只得望而却步。

事实是如此吗？

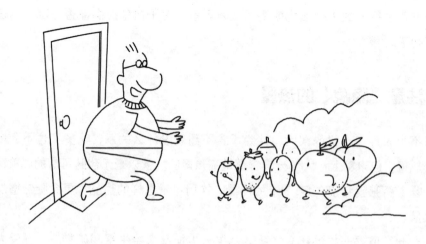

不是的。事实上，权威研究表明，糖尿病患者可以吃水果，而且必须吃一些水果。如果水果吃得过少，反而容易造成糖尿病的控制不佳。

但是，可不要高兴得太早，要想科学地吃水果，需要注意以下几点。

第一，可以放心吃水果的前提是，血糖控制相对稳定。如果血糖跟过山车似的忽高忽低，并不适合对水果"大开吃戒"。

第二，吃水果的最佳时间是两餐之间，这时候已经错过了饭后的血糖高峰，少量进食又能够防止血糖过低。至于吃多少嘛，理想的状态下，每日由水果提供的热量不宜超过80千卡（1份）。

第三，最好选择一些熟悉常见的水果。对于一些热带水果，比如榴莲、荔枝、芒果等，它们的含糖量较高，糖尿病患者最好避开这些"雷区"，如果实在想尝尝味道，也只能浅尝辄止。

✚ 小知识栏

如何享受甜食？

由于糖尿病饮食的种种限制，或多或少地会影响患者的口味。尤其是五味之一的"甜"受到很大限制，使不少原本喜食甜食的患者感到无所适从。当然，这并不是说，你享受甜食的权利被完全禁止。

当您实在抵挡不住甜食的诱惑，说什么也要对甜食"破戒"时，我们建议您一定要慢慢吃、专心吃。因为点心零食吃得越快，血糖上升得就越快，热量就越无法在短期内被消耗，容易停留在体内转变成脂肪。这时候，你不妨尝试泡上一壶热茶，品一口茶，再慢慢吃一小口甜点，在满足自己对甜食欲望的同时，又能控制自己进食的量和速度。

此外，市面上还有不少糖尿病患者专用的代糖品，在医生的指导下，您也可以尝试用它们来调调口味。

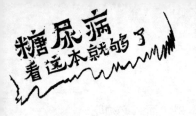

饮食疗法实战——与酒如何相处

饮酒影响血糖的控制

对女性而言，难以割舍的是零食，而男性则难以对酒说"再见"。

有一些糖尿病患者还错误地认为，酒是五谷之精华，适量饮酒可以活血通络、御寒、调节精神。的确，适量饮酒，可以扩张血管，下调血压，在一定程度上还可能缓解压力。但是，酒精本身是一种高热量饮品，大量饮用可导致肥胖。而且，在食物热量换算表中没有记载与酒精进行交换的食物。因此，大量饮酒，毫无疑问会造成热量超标。此外，饮酒会使血糖值升高，消耗人体的胰岛素，增加血糖控制的难度。

长期大量饮酒，还会引起脂肪肝等疾病。

饮酒打乱正常饮食生活

饮酒的危害不仅在于酒精本身的直接作用，它还会打乱您的整个饮食生活。

饮酒时要配些下酒菜，而这些下酒菜往往是些腌制、煎炸食品，它们会导致盐分和脂肪的摄取超标。有些人饮酒时，胃口会变得出奇的好，一不留神就吃多了，造成热量超标。有美酒、佳肴相伴，人们吃饭的时间也往往会延长，

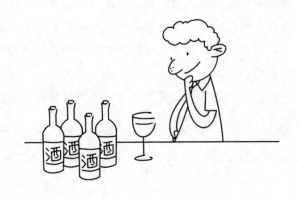

加上饭量的增加，无异于又多吃了一顿。

因此，我们不主张糖尿病患者喝酒。你可能会说："没办法，出于工作需要，我常常要应酬，想不喝酒都难呀。"但是，我相信事在人为，您不妨坦然地告诉大家原因，只要坚守住不喝酒的原则，应酬时别人也不会强迫您的。

原则上禁止饮酒

医生原则上禁止糖尿病患者饮酒，但也不是绝对的，根据病情，有些患者是可以少量饮酒的。但他们至少得满足以下几个条件：血糖控制良好；保持标准体重；不需要进行药物疗法；不存在并发症。

但这绝非鼓励符合条件的患者饮酒。要知道，有些患者一喝酒就控制不住自己，一不小心就容易喝高，大多数医生不会对自己的患者发放饮酒的"许可证"。

因此，即便那些医生允许饮酒的患者，也一定要控制酒量，一般而言，一次饮酒的酒精热量不要超过160千卡。

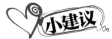 **食用保健品时要咨询医生**

市场上与糖尿病相关的保健品琳琅满目，很多保健品大大方方地宣传"对糖尿病有效""降低血糖不是梦"，甚至扬言能够"攻克糖尿病"等。

我们也希望能找寻一种好东西，糖尿病患者吃了就可以彻底药到病除。可惜，医学发展至今，还没能发现这种东西。不然，我们为什么还要建议患者进行如此严苛的饮食疗法呢？

当然，也不可全盘否定，一些保健品的确对血糖的控制有所帮助。但需要注意的是，这个作用微乎其微，仅仅是有一定的辅助作用，或者有一定的预防功用。千万不要盲信宣传，在吃保健品的时候忽略了饮食和运动的作用，甚至一下子停用治疗药物……

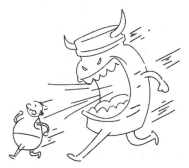

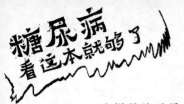

这样做的后果很严重！

患者关心保健品，本身没有错，这说明他们注重自己的身体，希望康复。但再好的保健品永远不可能代替药物的作用，这是个原则问题。

如果患者发现什么十分想尝试的保健品，建议在购买和食用之前，一定先咨询一下医生。

饮食疗法实战——减少食用油用量

限制用油量，保持健康

令人胃口大开的菜品讲究"色、香、味"俱全，用油煎煮食物，能调和食物的色泽，增加食物的香气，升级食物的味道。

然而，食用油又是高热量的食物，做菜时浇上两勺油就有72千卡的热量，光是炒一样普普通通的蔬菜，用油量就很容易超过80千卡（1份）。对于需要控制饮食热量的糖尿病患者而言，如何用油是一个值得讨论的话题。

看到这里，有些患者可能会觉得："太麻烦了，我索性不用油好了。"这种想法当然也是不可取的，因为油（脂肪）是三大营养素之一，对人体的健康具有其他营养素不可替代的作用。

根据中国营养学会推荐，日常烹饪用油以25克/日左右为宜。但调查表明，我国大城市居民用油量已超过80克/日。一下减到25克，可能会有很多人适应不了。因此，我们建议糖尿病先尝试将日常生活中的用油量减少一半，血脂偏高的人减少到原来用量的1/3。

要减少食用油用量，最简单的方法是减少油炸食品，多用蒸、煮、烧、炖等方式来做菜。烧烤时，不用铁板烧，换成烧烤架或烧烤网，也会使肉中多余的脂肪从"网"间流失，有时反而会减少脂肪摄入。

当您想解馋，吃些油炸食品时，只要在制作上多下点工夫，减少热量摄取也不是什么难事。比方，油炸之前，往肉上包裹一层薄薄的面粉，在煎炸过程中，可能还会减少肉里的脂肪。如果使用橄榄油煎炸的话，还可能把饱和脂肪酸置换成有益健康的不饱和脂肪酸。

因此，糖尿病患者也不要闻"油"生畏，只要多掌握一些烹饪技巧，照样可以把油用出精彩，调出健康。

✚ 小知识栏

减少用油量的方法

油炸食物怎么办？

1. 油炸之前在食物外面包裹一层淀粉，裹的淀粉越薄，油炸时越不吸油。比起小麦粉，玉米粉可以进一步减少吸油量。

2. 大块食物油炸时吸油量少：由于食物切成小块时，比起大块的食物表面积增加，也就使得油分的吸收增加了。

3. 减短油炸的时间：猛火下锅，高温时可缩短油炸时间，同时比起低温，食物在高温时吸油量也减少。

炒菜时怎么办？

1. 使用氟素树脂加工的炒锅：使用这种锅，炒菜时只需要少量的油就可以炒出美味了。

2. 炒菜前先将食物预处理：把食物放入炒锅前，如果能使用微波炉或水煮的方式先把食物做个半熟，可以减少炒菜时间，减少油量吸收。

制作沙拉时怎么办？

1. 使用无油或低热量的调料：可以用一些抑制油脂吸收的沙拉酱。

2. 食材尽量切成大块：如果切片处理，同样会增加食物表面积，增加用油量。

3. 将生菜充分水洗：调料时可以减少油脂吸附，做出的沙拉味道淡爽。

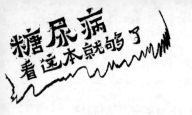

饮食疗法实战——减少食盐用量

摄盐过多增加并发症风险

进行饮食疗法时，除了控制热量，减少碳水化合物和脂肪摄取之外，还应该注意一点：限制用盐。有些患者可能会疑惑：盐又没有什么热量，为什么也要限制用量呢？这是因为，限盐并非出于控制热量的需要，而是高盐饮食容易导致高血压，增加糖尿病并发症的发生风险。

方便面、快餐饮食和街边小吃，大多都是高糖或高盐的，很多糖尿病患者之前总喜欢吃这些东西，在开始进行饮食疗法时，常常会抱怨："糖尿病患者的饮食真是不习惯，口味太淡了！"

但只要您坚持下去，就会发现糖尿病饮食的清淡爽口，可使您品尝到各种食物原有的风味，并享受其中。当日后偶尔吃到那些快餐饮食时，可能会说："真是不习惯，这口味怎么这么重。"

用心调味，带动全家一起减盐

为了预防生活习惯病，对于健康人而言，推荐的盐量每日不超过6克，如果更严格一些，需要控制在每日5克以下。当然，其他调料中所含的盐量，比如酱油、椒盐，甚至番茄酱等调料中"隐藏"的盐也应包括在内。

清淡的糖尿病饮食，是健康饮食的代表。当您开始进行饮食疗法时，不妨调整全家人的口味，让全家人一起享受健康饮食。

减盐最重要的问题是如何在减少用盐的同时，让做出的菜更有味道。不要为了单纯减盐而减盐，把菜做得平平淡淡，毫无味道可言。在此我们介绍了一些制作方法，可以帮您做出美味又少盐的健康食物。

减少用盐量的方法

1. 使用新鲜食材：食材新鲜时，食物本身鲜美的味道可以让您制作时少放些盐。

2. 巧用新鲜食材炖出的浓汤：随时令不同，大自然为我们提供的海带、香菇、腐竹、海苔等食物，都可以炖出美味的汤，可以减少食盐的加用。当然，市面上的海带干、香菇干等袋装食品可能已经使用盐分，购买时需要注意。

3. 少吃鱼、肉的加工食品：火腿、香肠、午餐肉、熏肉等食品虽然美味，但还是少吃为妙。

4. 巧用香料、香菜等：咖喱粉、芥末、青椒、香菜、大蒜等食物，都是风味独特的，好好用的话可以调出美味，吃出健康。

5. 巧用醋、柠檬等酸味料：食醋、柠檬、柚子等物具有清香的酸味，可以勾出美味，减少食盐用量。

6. 使用减盐和低盐的咸味调料：酱油和酱汤等调料，可以提供咸味，盐分又不那么高，也是料理时的好帮手。

7. 做饭时仅在食物表面撒盐：刚开始时不要为调味而放入大量盐分，在食物煮熟或炖汤结束时再开始放盐，不让盐分入味太深，也可以减少用盐量。

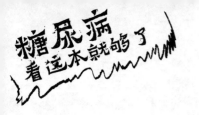

饮食疗法实战——克服饥饿感

我为什么会有饥饿感

不少糖尿病患者开始进行饮食疗法时，常常会遇到的一个障碍：饥饿感。

毕竟，糖尿病是"富贵病"，不少人得病之前通常吃得多，吃得油腻，一下子被限制了进食量之后，多少会感到不适应，觉得吃不饱。如果这时候血糖控制还不理想的话，会加重这种饥饿感。

感到饥饿时，不少患者可能会感到沮丧，甚至抱怨说："糖尿病饮食就是不让我吃东西，想要饿死我……"

这时候，您一定要树立信心，认识到糖尿病饮食是根据每个患者的实际情况而制定的，是为您量身定做的健康饮食，应该坚持下去。

熬过头三个月就好了

进行饮食疗法后挨饿的患者多多少少会感到灰心丧气："难道，我一辈子都要这么吃不饱饭了？"

其实，这种担心完全是不必要的，我们可以明确告诉您：身体是会进行自我调整的，饥饿感不会伴随您太长时间。只要您坚持下去，胃肠道就会做出调整，逐步适应糖尿病的食量，并能收获血糖的稳定。这个适应过程，短的话只需要2周左右，长则需要2~3个月。

在限定的热量范围内，您也是有办法让自己吃得饱、吃得好的。可以在食材的选择上多花些时间，在调味方法上下点工夫，在烹饪技术上做些提高。这样，当您享受一顿美味之后，多少能够实现饱食的满足感。

另外，还有一个小技巧，适度的蛋白质摄入能够增加饱腹感，让我们的身体更加耐饿。所以，在控制每天热量需求的同时，在饮食疗法的早期适度调整营养成分的比例，也有利于糖尿病患者更好地度过这一"困难"时期。

人生路漫漫，两三个月的时间只是短短的一瞬间。用两三个月的坚持换取长期的健康，何乐而不为呢？坚持就是胜利，努力熬过这一段时间，给糖尿病治疗打下坚实的基础。

✚ 小知识栏

获得饱食感的方法

1. 增加主食的"量"：煮饭时如果是干饭，有些患者可能会觉得"饭量不足"，但如果煮成稀饭，主观上会感觉"饭量很大"，可以取得满足感。

2. 多食用低热量食品：海藻类、香菇、蘑菇、蔬菜等食物，热量低，吃多了又可以填饱肚子，进餐时不妨多吃一些。

3. 选择"数量多"的食品：如果20克的一块A食品和150克的四块B食品热量相当，选取B食品进食是一个能填饱肚子的好办法。

4. 上菜时连着骨架和贝壳：煮肉时带着骨头，煮海鲜时连着贝壳，这样上菜的时候能够获得视觉上的满足感，就餐时有一种自己吃了很多的感觉。

5. 煮些"经嚼"的食物：如果食物入口即化，容易咀嚼吞咽，进餐时间短，会让人有种吃得少的感觉。如果煮一些经得起嚼的食物，可以延长进餐时间，反复咀嚼可以刺激饱食中枢，让人产生饱食感。

6. 小碟分装，增加餐盘的数量：同样分量的食物，盛盘时使用10个小碟和2个大碟，前者可以让人产生食物丰盛的感觉，进餐后看到桌上的餐碟数量，也会觉得自己吃很多。

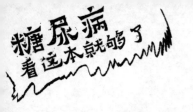

饮食疗法实战——低热量食品和合成甜味剂

饮食疗法的好帮手：新型调和油与合成甜味剂

油和砂糖是糖尿病患者首先需要克制的食品，但用它们制作出来的食物又那么喷香可人，令许多患者欲罢不能。

近些年，食品工业中有个令人兴奋的消息，那就是市面上销售的无油调味品，它的热量低至普通调和油的一半，还有一些不使血糖升高的合成甜味剂。对于难以控制自己喜油、好甜欲望的朋友，这些商品的问世不失为一个福音。

新调料使用须知

低热量食物和合成甜味剂不失为糖尿病患者的好帮手，但若长期使用，也会出现各种各样的问题。

其一，长期使用这些调料，会让人进入一个误区，觉得多吃油食和甜食对糖尿病的控制没什么危害。这样，当您一时手头上没有"健康调料"的时候，不经意之间，又会开始大量用油和食用甜品。

由于合成甜味剂不易使血糖升高，使用一段时间后，有人会自我感觉血糖控制良好，产生病情稳定的错觉。于是，他们会开始"尝试"真正的糖。一般而言，合成甜味剂的甜度是砂糖的3～4倍，换作同等量砂糖时往往让人觉得不过瘾，这就诱使人们加大砂糖用量，也大大增加了血糖控制的困难。

其二，使用这些调料还有另一个误区：认为无油就没有热量。于是，就有人会大量使用这些无油调味品，凡是能用得到的场合"绝不手软"，结果很容易导致热量超标。

总之，我们还是希望患者在每日的饮食生活中多用点儿心，适量减少油和砂糖的使用，多食用一些低热量、有利于血糖控制的食品，这才是糖尿病患者的饮食之道。如果您要使用合成甜味剂等代糖品，我们建议您在使用前咨询一下医生。

此外，我们在此提醒各位读者，饮料和果酱中往往也用了不少合成甜味剂，偶尔品尝未尝不可，但千万不要上瘾。

我们在此也给出一些有利于血糖控制的食品，供作参考。

✚ **小知识栏**

有利于血糖控制的食品

1. 木耳：具有延迟糖类吸收的独特功效。

2. 蒜：可以促进糖类代谢，使血液流动通畅。

3. 萝卜干：具有降糖作用，同时丰富的植物纤维有助于缓解便秘。

4. 秋葵：嫩果中含有一种黏性液质及阿拉伯聚糖、半乳聚糖、鼠李聚糖、蛋白质、草酸钙等，有助于阻止餐后血糖急剧升高。

5. 海藻：有助于生活习惯病的预防。

6. 醋：可以使糖代谢活化。

7. 桑叶泡茶：独特的脱氧野尻霉素（DNJ）成分通过对二糖类分解酶活性产生抑制作用，从而抑制小肠对双糖的吸收，降低餐后血糖的高峰值。

饮食疗法实战——如何安排外出就餐

餐馆食品油多糖多

考虑到热量限制和营养均衡等因素，理想状态下，糖尿病患者应该自己选择食材，自己料理饮食。

然而，在现实生活中，朋友见面总会聚餐，知己相逢难免下馆子，各种应酬和宴会也难以推辞。有些单身的白领因工作繁忙，也不喜欢下厨做饭，甚至一日三餐总叫外卖。

它们和家庭饮食相比，最大的特点是：油多、糖多。这两者决定了它们所含的热量决不会低。不仅如此，这些食物一般用盐量大，口味偏重。

如果长期吃这些东西，血糖的控制就会很难改善。但生活中又难免会有饭局，因此，我们要动脑思考如何在餐馆里吃出健康。

注意饭菜量、用油和营养均衡

外出就餐时，我们首先要注意的是饭菜的量。上菜时，我们要在脑海中比较这些菜的分量和平时家里餐桌上的分量，如果比平时的分量足，不妨剩下一些。

注意到饭菜量后，接下来需要留心烹饪方法。看看菜里是否放了很多油，

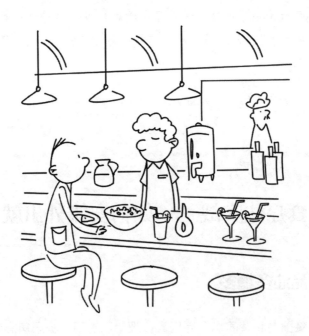

尝尝饭菜的味道是否太甜或太咸。如果饭菜的味道不符合糖尿病饮食，建议您对这道菜做到"浅尝辄止"，不要进食太多。

最后需要评估饭菜的营养是否均衡。阅读了这个章节，并注意过食物热量换算表之后，也许您能比较迅速地评估出一顿饭中几种营养素的配比是否合理。如果这顿饭缺乏维生素，可以再点一盘炒青菜，或者喝上一杯蔬菜汁。如果这顿饭蛋白质的含量偏低，餐后可再喝一瓶牛奶。但需要注意的是，这些都需要在保证热量限制的前提下进行。

因此，糖尿病患者在餐馆就餐的"秘笈"就是：

第一，进一家菜单齐全的餐馆，能够有尽可能多的选择；

第二，选择以清淡风格为主的餐馆；

第三，点菜时多选鱼和蔬菜，少选红肉；

第四，点餐时通过菜名或询问服务员，充分了解菜品的原料；

第五，用餐适量，切勿贪食；

第六，用餐后想想是否缺乏某种营养素，及时补充。

饮食疗法实战——合并糖尿病肾病怎么吃

在前面我们已经介绍过，肾脏里有许许多多的小血管，很容易受到糖尿病的影响。糖尿病肾病最开始只是个"悄然无声"的疾病，但如果放任不管，就会逐步发展到肾功能不全甚至肾功能衰竭。糖尿病是终末期肾病的一个最普遍的病因，许多患者最终只能选择肾脏移植或者透析治疗。为了引起社会对这个现象的关注，无论是世界糖尿病日还是世界肾脏日的活动中，都有关于"糖尿病和肾脏疾病"的主题。

对于这样一种后果严重的并发症，如果发现及时，病情尚在早期的话，通过饮食疗法，为血糖稳定提供一个良好的平台，是能够防止疾病进一步恶化的。因此，糖尿病患者要定期进行检查。

肾病的饮食原则：低盐低蛋白

糖尿病肾病一经确诊，就应该在饮食方面有所改变。首先，患者需要限制食盐的摄取。健康饮食所推荐的一日食盐量不超过6克，更严格一些则不超过5克，肾病患者应该按照严格要求对自己的三餐负责。

肾脏病变尚处早期时，患者在饮食方面注意限盐就基本可以了，但病情一旦进展，饮食方面的要求也更加严格，这时候就需要限制蛋白质的摄取量。由于过度的蛋白摄入对肾脏有损害作用，在慢性肾脏病的晚期，医生通常建议患者每日的蛋白摄入量不超过每千克体重0.6～0.8克。这样看来，一个60千克体重的成年人，每日蛋白摄入量大约在40克。

除了低盐、低蛋白饮食，由于肾脏病患者的抵抗力较差，而此时蛋白摄入又减少的话，需要在一定程度上借助高热量来增强机体抵抗力。这一点，和糖尿病饮食存在一定的矛盾。

因此，对于糖尿病肾病患者，建议寻求医生的帮助，医生会根据患者的实际情况，在以糖尿病饮食为蓝本的前提下，根据每日的活动量和工作强度，适当增加热量配比。

下面以两套食谱为例，看看糖尿病肾病患者如何调整一日的饮食安排，做到限制蛋白质和食盐摄入的同时，又能够吃出营养和花样。

糖尿病肾病患者一日饮食举例（以一日1800千卡为例）

第一套食谱：

早餐食谱：

①大米粥70克，荷包蛋1只，烹调用油8克，酱菜少许；或

②大米粥60克，煮花生米30克，酱菜少许；或

③切面90克，肉丝25克，菠菜或鸡毛菜100克，烹调用油5克；或

④豆浆200克，面包或馒头70克，鸡蛋1/2只，黄油或冰淇淋10克；或

⑤牛奶200克，大饼或馒头50克，油条1根。

午餐或晚餐食谱：

①大米饭105克，牛肉40克，芹菜150克，番茄100克，鸡蛋1只，汤烹调用油16克，西瓜200克；或

②大米饭105克，带鱼85克，太古菜200克，烹调用油20克，苹果75克；或

③挂面105克，鸡65克，大白菜200克，烹调用油22克，梨110克；或

④菜肉包子(面粉105克，瘦猪肉50克，豆腐干25克，大白菜200克，植物油7克)，广柑80克；或

⑤菜肉馄饨（馄饨皮150克，瘦肉类50克，豆腐干25克，青菜200克，植物油7克），橘子100克。

第二套食谱：

早餐食谱：

①大米粥75克，荷包蛋1只，烹调用油6克，酱菜少许；或

②大米粥65克，煮花生米30克，酱菜少许；或

③切面95克，牛肉片30克，菠菜或鸡毛菜100克，烹调用油3克；或

④豆浆200克，面包或馒头75克，鸡蛋1/2只，黄油或冰淇淋6克；或

⑤牛奶200克，馒头55克，油条1根。

午餐或晚餐食谱：

①大米饭130克，牛肉丝30克，芹菜150克，番茄100克，鸡蛋1只，烹调用油9克，西瓜200克；或

②大米饭130克，带鱼75克，太古菜200克，烹调用油13克，苹果75克；或

③挂面105克，鸡肉55克，大白菜200克，烹调用油15克，梨110克；或

④菜肉包子（面粉130克，瘦肉30克，豆腐干30克，大白菜200克，素油5克），广柑80克；或

⑤菜肉馄饨（馄饨皮180克，豆腐干30克，瘦肉30克，青菜200克，素油5克），橘子100克。

需要说明的是，患者朋友大可不必拘泥于上面举例的限制，结合自身情况，在肾科医生和营养科医生的帮助下，您完全可以吃得更精彩。

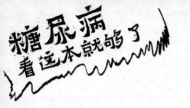
饮食疗法实战——高血压、痛风该怎么办

高血压：摄盐过多容易导致高血压

大量流行病学资料证实，高盐饮食与高血压的发病密切相关。譬如，新几内亚、我国贵州的山区居民等，摄盐量甚低，鲜有高血压的发生；而"重口味"地区的人往往高血压发病率较高。

我国北方高血压的发病率就明显高于南方地区：北方人"口味重"，平均每人每天摄盐12～18克，南方人口味偏淡，每天摄盐量也达7～8克。根据2002年全国调查，我国每人每日摄盐量为12克，这个数字可比世界卫生组织建议的每人每天5g盐高出1倍多！

研究表明：每天增加2克食盐摄入可导致血压升高1～2毫米汞柱。因此，把食盐称为高血压的催化剂，绝非言过其实。

高盐为什么会导致高血压

想必大家都有这样的经历：吃过麻辣烫这样又咸又辣的"美味"后恨不得喝上几大瓶可乐。那是因为盐分吸收后，血液渗透压升高，激发下丘脑的口渴中枢，产生渴感，使人喝水，以稀释血液中过多的盐分。经过这个过程，人体内的水分增多，血容量增加，心脏负荷增大，每次收缩时的射血量也随之增加，血流对动脉血管壁的冲击力也加大。

另外，钠离子摄入过多，会引起肾上腺和脑组织释放一种因子，这种因子会使细胞兴奋性增加，变得更容易"激动"，表现为动脉收缩、血压升高。

最后，血液中的盐分增多时，肾脏为了调节水－电解质平衡，还会分泌一些激素，导致血管收缩。

多管齐下，血压就难免升高了。

中国人吃盐多由来已久

中国人摄入的食盐量多，一方面与长期以来的饮食文化有关；另一方面，可能源于一个观念："盐少吃了会没力气。"

不知道您是否也这么认为，或是听家里的老人说过这句话。事实上，这个观念早已经过时了。

食盐的化学成分是氯化钠，其中的钠元素是我们身体不可缺少的，它调节体内水分与渗透压，增强神经肌肉兴奋性，维持酸碱平衡和血压稳定。之所以会存在"盐少吃了会没力气"的说法，是因为以前重体力劳动者居多，大量盐分以汗液的形式排出，所以才需要多补充盐分。而现在，由于机械化的普及和环境的改善，不用说脑力劳动者，就是不少体力劳动者，也不会在工作时大量出汗，因此也就没有必要每天摄入那么多盐分。

世界卫生组织建议中等体力活动的成年人每天食盐的摄入量不要超过5克，根据中国营养学会的定义，中等体力活动包括学生日常活动、机动车驾驶、电工、车床操作等。大家不妨以此作为参照。

每日用盐不要超过5克

人体需要的钠主要来自调味素和食物。食盐、酱油、味精、酱等可以提供较多的钠，肉类和蔬菜也可以提供少部分钠。正常成人每天钠需要量为1.5 ~ 2.2克。我国食品结构中，成人日常摄入的食物本身大约含钠1克，那么，再从食盐中摄入1.2克左右的钠就足够了。食盐中的钠占39.33%，因此，一般说来，在日常食物基础上额外摄入3.05克食盐就足以满足人体对钠的需要。这样看来，世界卫生组织建议每日不超过5克盐可不是一拍脑袋想出来的。

5克食盐究竟有多少？告诉大家一个感性认识：把普通啤酒盖去掉胶垫，盛满一平盖食盐大约是6克，如果不去掉胶垫，再盛得不那么满，大约就是5克。

注意那些"隐形"的食盐

有些朋友灵机一动：那好办了，我每天盛一啤酒盖食盐，分配到三餐的饭

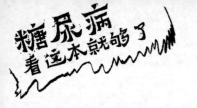
隐形食盐不容忽视

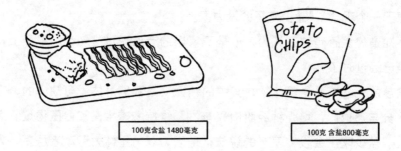

100克含盐 1480毫克　　　　100克 含盐800毫克

菜中，不就大功告成了吗？

　　需要注意的是，"5克"是指一天所有人体摄入的含盐总量，千万不要忽略了食物本身的盐分，而这些"藏起来"的盐很可能成为血压升高的"隐形杀手"。即便控制了食盐用量，但如果经常摄入这些"隐形的食盐"，减盐目标还是很难达到的。

　　调料中的酱油就值得一提，一汤勺酱油（大约5g）含盐1克。贝类、海藻类海产品含盐量也不少，比如30克的蛤蜊含盐0.66克，10克海带干含盐约0.71克。更值得注意的是，一些加工食品，由于使用了大量调味料和香辛料，也是高盐食品，比如100克猪肉含盐量为63毫克，而制成培根则含盐量高达1480毫克；100克土豆含盐量仅7毫克，而制成薯片则含盐量达800毫克。

　　这些数据是不是让你大跌眼镜呢？这类食物往往尝起来"可口"，大家很可能会在不知不觉中摄入很多盐。

痛风：贪食导致的肥胖比嘌呤还可怕

　　痛风被人们美其名曰"帝王病"。古今中外，不少赫赫有名的领袖人物、天才英杰饱受痛风折磨。其中包括亚历山大大帝、法国路易十四世国王、美国总统富兰克林、英国安妮皇后、中国元世祖忽必烈等。如今，随着生活水平的提高，痛风不再是达官贵人的专利，也"飞入"了寻常百姓家。

　　很多糖尿病患者喜欢吃东西，有肥胖倾向，合并痛风者也不在少数。

人体内每时每刻都进行着形形色色的化学反应，组成了新陈代谢的各个环节。嘌呤通过代谢可以转化为尿酸，而尿酸的升高正是产生痛风的元凶。因此，痛风的以往治疗中，强调严格限制高嘌呤食物，如海鲜、肉类。现如今，人们认识到，在高尿酸血症的始动环节，内源性的嘌呤占了80%，而食物来源的嘌呤仅为20%，限制食物中嘌呤的摄入固然重要，但所起到的作用是有限的。

现在，关于痛风的饮食治疗，我们的主张是：别吃大鱼大肉，别喝酒，别长太胖。为了促进尿酸的排泄，要多喝水，必要时可以饮用弱碱性的碳酸水。

其实，可以这样认为，以清淡蔬菜为主的低热量饮食是治疗痛风的"良药"。这和糖尿病饮食也是相通的。当然，合并痛风的糖尿病患者也应注意少吃高嘌呤食物，并杜绝喝酒，尤其是啤酒。表2-10列出了常见食物中的嘌呤含量，供读者参考。

表2-10　常见食物中的嘌呤含量　　　　单位：毫克/100克

食物名称	嘌呤含量	食物名称	嘌呤含量	食物名称	嘌呤含量
面粉	2.3	小米	6.1	大米	18.1
大豆	27.0	核桃	8.4	栗子	16.4
花生	33.4	洋葱	1.4	南瓜	2.8
黄瓜	3.3	西红柿	4.2	青葱	4.7
白菜	5.0	菠菜	23.0	土豆	5.6
胡萝卜	8.0	芹菜	10.3	青菜叶	14.5
花菜	20.0	杏	0.1	葡萄	0.5
梨	0.9	苹果	0.9	橙	1.9
果酱	1.9	牛奶	1.4	鸡蛋	0.4
牛肉	40.0	羊肉	27.0	鸡	25～31
鹅肉	33.0	猪肉	48.0	小牛肉	48.0
猪肺	70.0	猪肾	80.0	猪肝	95.0
蜂蜜	3.2	枪鱼	45.0	沙丁鱼	295.0
牛肝	233.0	胰	825.0	凤尾鱼	363.0
肉汁	160～400	牛肾	200.0	脑	195.0

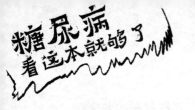

饮食疗法实战——老年人饮食需要注意什么

老年人进行饮食疗法的几个难点

冰冻三尺，非一日之寒。老年人几十年下来的饮食喜好，要想在一夜之间改变实属不易，年纪越大越是如此。对老年患者简简单单地说一句"老先生，您被查出糖尿病，今天开始要进行饮食控制了"，就认为万事大吉了，几乎是不可能的。

我们之前反复说过，糖尿病膳食是限制热量的饮食方式，对糖尿病患者而言，就怕吃多。中国的传统观念教育我们，"谁知盘中餐，粒粒皆辛苦"，许多中国老人最见不得的就是剩饭。看到年轻人剩饭时，总会念叨着"失礼呀，罪过呀"，然后自己捧起饭碗去收拾"残局"。

另外，许多老人独自在家的时间会比较多，因为清闲，在一日三餐之外，往往会时不时地找点东西填嘴巴。

理想的解决方式：全家人共同定时进餐

那么，怎么有效纠正老年人的饮食习惯呢？最为重要的是：循序渐进。在纠正的过程中，我们期待全家人的努力。

先从最容易做到的一点开始：准点进食。虽然家里每个人吃饭的时间可能有所不同，但为了对老人尽一份心，帮助老人逐步适应糖尿病饮食，还是希望家里人能在吃饭这件事情上安排一个统一、固定的时间。

此外，您还需要留心的是，为了照顾老人家的病情需要，全家人的饮食都要向糖尿病饮食靠拢，做到低盐、限量、营养丰富。这样，老年人也只能和大家保持步调一致了，就算还有什么心思想吃些"特别的东西"，也很难去付诸行动了。多日持续下来，老人家也就逐渐放弃了"抵抗"，开始习惯糖尿病饮食。

而且，一家人坐在一起吃饭，其乐融融，老年人也尽享天伦之乐，心里的满足感也超越了食物的诱惑，不知不觉，进食量也就得到了控制。

剩饭和间餐问题

针对这个问题，解决的关键是：要让老年人理解，为了自己的长期健康和血糖的控制，对于剩饭剩菜无需顾忌，当剩则剩。在家里吃饭时，按照限制的热量为老人专门盛出一份菜，也不失为一个好办法。外出就餐时，点菜也要注意适量，尽可能不要点太多，尽可能不浪费。

关于间餐，一天我们至多允许两次。对于在午饭前和晚饭前"偷偷"吃东西的老人，家人可以在午餐和晚餐的时候相应地减少老人的一部分食物，以保证当日的热量不超标。午餐和晚餐尚可如此，如果晚餐结束后又吃东西可就不这么好办了，因为它"前不着村，后不着店"，我们没法在晚餐时就"预防性"减量，而距离明天的早餐还有较长的时间，因此，家人还是应该对老人动之以情，晓之以理，尽可能让老人在晚餐后不要偷偷去吃太多的"夜宵"。

牢记饮食疗法的"12条戒律"

总结这一章节的内容，请大家牢记这12条饮食戒律。

1. 培养饮食疗法的意识——在饮食疗法的过程中去体验，并形成习惯。

2. 固定的时间，固定的量——一日三餐，妥善安排。

3. 养成食物计量的习惯——培养目测估量的能力。

4. 养成看食品成分说明的习惯——尤其需要注意查看加工食品的成分。

5. 活用食物热量换算表——根据书中的举例先模仿，再翻新。

6. 不要进食太多脂肪和糖类——对调味料的成分也要留心。

7. 吃得清淡一些——每天摄盐量小于5克。

8. 原则上禁酒，少吃零食——男性注意饮酒问题，女性注意零食问题。

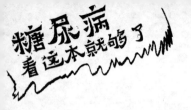

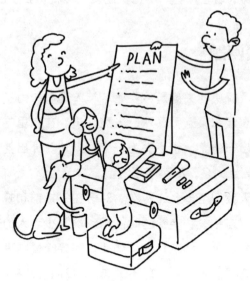

9. 细嚼慢咽——一顿饭大约吃30分钟。

10. 坚持记录饮食日记——贵在坚持，了解饮食疗法的成果。

11. 坚持体重的测量——保持标准体重是必要的。

12. 全家人齐心协力——不要参加太多宴会。

糖尿病患者的推荐食谱举例

冷拌面

[原料]

面条(切面)100克，绿豆芽100克，西红柿50克(切片)，黄瓜50克(切丝)，叉烧肉50克(切片)，花生酱(芝麻酱)10克，色拉油10克，蒜泥、榨菜末各少许。

[制作]

准备一锅水，烧开后将面条下入锅中，待八九分熟时捞出，沥干水分，加入色拉油拌匀，晾干待用。

将绿豆芽洗干净，用沸水焯一下，时间不要太久，以保持豆芽的脆嫩口感。

将花生酱用冷开水调匀。将焯好的绿豆芽，以及事先准备好的西红柿片、黄瓜丝、叉烧肉片——码放在冷面上，浇上调好的花生酱，再撒上蒜泥、榨菜末，就算是大功告成了。

当然，还可以再加上一些自己喜欢的佐料进一步调味。如果有人不喜欢叉烧肉，也可根据个人喜好，用五香牛肉、爆鱼等其他食材来代替。

[特点]

用油拌，再用电风扇吹凉的方法制作出的凉面，不易粘且有嚼劲儿；较之用冷开水过面条，使面条冷却的方法，前者口感更好，更卫生。外加绿豆芽，吃起来就更加脆爽了。

这是一份主副食结合、荤素搭配的美味。

本餐含：主食类1.7份、肉类1份，蔬菜0.5份、油脂0.5份。

本菜肴总热量为560千卡。

西瓜黄瓜汁

[原料]

西瓜肉200克（指可食部分），黄瓜1根（约200克）。

[制作]

将以上两种食材洗净、切块，同时放入榨汁机中制作混合果蔬汁。如家中没有榨汁机，也可用豆浆机进行加工，但要增加一道过滤工序，以去渣。榨好的果汁及时饮用效果最佳，不宜放置太久，以避免营养流失。

[特点]

西瓜和黄瓜都是在汉代从西域引进的。西瓜水分充足，最有利于清热解暑、除烦止渴；黄瓜有清热、解渴、利水、消肿之功效，还是很好的减肥食品，想减肥的人不妨多吃。西瓜黄瓜混合榨汁，清新味美，鲜香可口。

血糖控制不理想者，可留用部分西瓜翠衣（西瓜中白色的部分）共同榨汁，以减少糖分的摄入。

本菜肴含热量约98千卡，对于全天需要饮食热量1500千卡的患者来说，只约占总量的1/15。该混合果蔬汁既可使患者一饱口福，又不会造成负担。但需注意使用黄瓜榨汁前，务必提前浸泡，反复清洗，以去除表面残留的农药。

拌三丝

[原料]

土豆150克，胡萝卜25克，青椒25克，盐、鸡精、白醋、色拉油各少许。

[制作]

将土豆、胡萝卜洗净去皮，再将青椒洗净，三者分别切成丝。将土豆丝放入冷水中浸泡，洗去土豆丝表面的淀粉。

锅中放入水，烧开后，加少许盐、色拉油，先将土豆丝、胡萝卜丝放水中焯一下，约1分钟后再放入青椒丝，片刻后捞出三丝，沥干水分，倒入盘中，加少许盐、鸡精拌匀，再加少许白醋拌匀即成。

[特点]

低脂、低钠、多纤维素、色彩鲜艳是这道菜肴的特点。加入少许白醋，能使此款菜吃起来更加爽脆。由于主料中含有土豆，因此这道菜既有主食，又含有蔬菜，再加一份荤食搭配，就是一顿很好的糖尿病饮食。

黄瓜拌海蜇

[原料]

海蜇200克，黄瓜100克，酱油、醋各5克，精盐、香油各3克，蒜末2克。

[制作]

将发好的海蜇洗净，切成细丝摆在盘中。再将黄瓜洗净切丝，放在海蜇上。最后浇上少许酱油、盐、醋和香油，再撒上蒜末，拌匀即可。

[特点]

本款菜是适合糖尿病患者的低热量菜谱。本菜肴的热量约180千卡，其营养成分约包括蛋白质25克、脂肪4克、碳水化合物10克。

羊肝羊肉生姜粥

[原料]

羊肝50克，羊肉30克，生姜30克，大米150克，蒜末、花椒粉、酱油、盐、葱花各适量。

[制作]

羊肝去膜、去臊，洗净、切片；羊肉洗净切片；生姜洗净剁成末；大米淘洗。

先将羊肝、羊肉放入油中炸熟，滤去油后，再放入事先准备好的姜末、蒜末，佐以花椒粉、酱油及适量盐，翻炒几下，即加水下米。用大火将水烧开后，转为小火慢慢熬制，约半小时后，撒入一撮葱花，关火，一碗热腾腾的羊肝羊肉生姜粥就做好了。

[特点]

本款菜味道鲜香，营养丰富。羊肉及羊肝中富含蛋白质、脂肪、维生素 B_1、维生素 B_2 及钙、磷、铁等营养元素；大米味道甜润爽口，可提供人体每日所需淀粉、蛋白质、脂肪、无机盐、维生素、纤维素及碳水化合物。本菜肴的总热量约623.5千卡。

葱姜银耳鸡蛋汤

[原料]

银耳10克（水泡开），鸡蛋一个，葱白50克，生姜15克，五香粉1克，盐、味精、香油各适量。

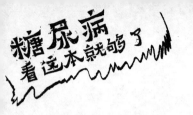

[制作]

先将泡开的银耳放入锅中，加入生姜，再加水500毫升煮沸；待银耳熟后打入鸡蛋，搅匀；最后放入葱白、五香粉，以及适量盐、味精，再滴上2～3滴香油即可。

[特点]

银耳味道甘甜，含蛋白质、碳水化合物、粗纤维、B族维生素及硫、磷、钙、铁、钾等，鸡蛋含有卵磷脂、卵黄素、脂肪、蛋白质、碳水化合物及维生素、钙、磷、铁、镁等，是高级滋补品，配以生姜、大葱、五香粉等调味，实乃温暖芳香之品。本菜肴总计可补充热量约100千卡。

竹笋炒豆腐

[原料]

鲜竹笋100克，嫩豆腐100克，豆油10克，葱15克，酱油5克，蒜15克，盐、花椒粉各适量。

[制作]

将鲜竹笋切片，豆腐切块备用。在锅中加入少许豆油，烧热后，先倒入竹笋翻炒1分钟左右，再放入豆腐，加酱油，翻炒几下，再加入各种调料，并倒入少量凉开水，关小火，慢烧至水开即成。

[特点]

竹笋味道甜爽、性质寒润，含有丰富的蛋白质、脂肪、碳水化合物、粗纤维、胡萝卜素、维生素B_1、维生素B_2、维生素C、钙、磷、铁、镁等，还含有胱氨酸、赖氨酸、谷氨酸，是一种营养价值很高的蔬菜；豆腐是大豆加工品，蛋白质含量高，还含有维生素、钙、磷、铁、锌、铜、镁等元素及多种氨基酸等。本菜肴约含总热量350千卡。

甲鱼香菇汤

[原料]

甲鱼300克以上一只，香菇50克，生姜10克，肉桂3克，竹笋或芦笋30克，盐、味精各少许。天冷时加香菜15克；天热时加用荠菜50克。

[制作]

先将甲鱼放入开水中烫死，捞出洗净后，剁去头、爪、甲，再掏尽内脏，切成小块放入锅中，加水，加入香菇，用小火炖煮，待甲鱼肉熟透后，加入少许盐、味精，即可食用。此外，还可根据时令，加入不同佐料一起烹煮：天冷时，可加入生姜、肉桂一起煮，汤煮成后加入香菜；天热时加荠菜一起煮。

[特点]

甲鱼味道清甜，含蛋白质、脂肪、维生素、烟酸及钙、磷、铁、锌等；香菇味道香醇，含蛋白质、脂肪、碳水化合物、多种氨基酸及维生素类、矿物质等营养成分。本菜肴总热量约200千卡。

麻辣牛肉丝

[原料]

鲜牛肉150克，鲜生姜50克，胡萝卜50克，植物油10克，花椒粉、盐、酱油、葱丝、蒜末、鲜辣酱各适量。

[制作]

将牛肉、生姜、胡萝卜分别切丝，待用。在锅中倒入植物油10克，烧热后，下入牛肉丝翻炒至熟，再放入胡萝卜丝、生姜丝炒2～3分钟后，加花椒粉、盐、酱油、葱丝、蒜末及半匙鲜辣酱调味，再放入适量水，继续翻炒至熟，以胡萝卜松脆为宜。

[特点]

牛肉味道鲜香，含蛋白质、脂肪、维生素B_1、维生素B_2及钙、磷、铁、镁；胡萝卜味道甜爽，含有各种胡萝卜素、番茄烃、维生素B_1、维生素B_2、花色素及挥发油；生姜气味芳香，口味微辣，配以各种调料，则更加香气浓郁，爽利可口。本菜肴约含总热量330千卡。

玉米山药粥

[原料]

玉米糁100克，鲜山药50克。天冷时加用羊汤，天热时加用绿豆30克。

[制作]

将山药洗净去皮切片，按家常做法将玉米糁同山药一起煮粥即可。天冷时，可用羊汤来煮粥；天热时可加绿豆30克，先于水中煮熟后，再加入玉米糁与山药中共同熬制。

[特点]

玉米味道甜润香醇，含蛋白质、碳水化合物、淀粉、脂肪油、维生素B_1、维生素B_2、维生素B_6、烟酸、泛酸、生物素及钙、磷、铁等，所含脂肪油中含有丰富的不饱和脂肪酸，能抑制胆固醇的吸收，有降脂作用；山药含皂苷、黏液质、胆碱、淀粉酶、糖蛋白等，可预防心脑血管疾病，有特殊保健作用。本菜肴约含总热量470千卡。

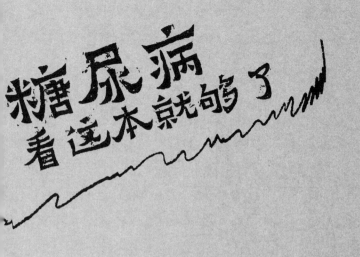

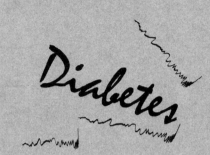

第三章
运动是血糖控制的"助推器"

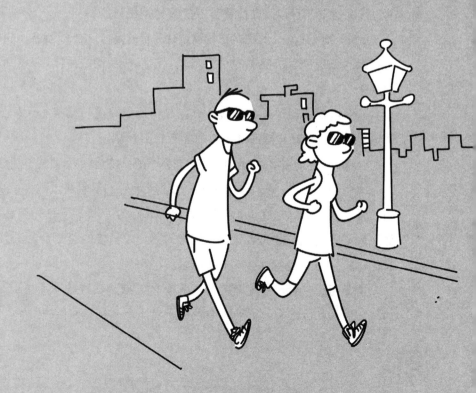

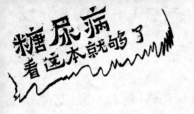

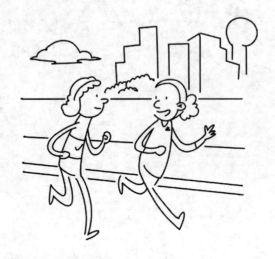

运动可以实现人体能量"支出"。当人体运动的时候，肌肉中的糖原被消耗，随着运动的持续，糖原储备不够的时候，流淌在血液里的葡萄糖也会逐渐被肌肉吸收、消耗。再接下来，就会开始消耗体内的游离脂肪酸。很显然，通过合理的运动，可以降低血糖，并能够保持良好身材。

此外，葡萄糖进入细胞的过程需要胰岛素的参与，由于运动过程中的血糖消耗，胰岛素的分泌量也较静息的时候减少，这样，我们的身体可以"节约"胰岛素的用量。

运动能够消耗过剩的能量，这点是毋庸置疑的。如果整天静止不动，这些过剩的能量将会转化成脂肪等物质储存在人体内。

但是，我们所推荐的运动疗法，能够消耗的能量实际上并不能称之为"多"。

举个例子来说，一个体重60千克的成年人，要想通过跑步消耗一个汉堡包的热量，以普通的速度（每分钟80米）进行的话，需要跑90分钟才能够实现。如果你要想通过这样的运动方式减肥的话，以同样的速度跑上33个小时（大约160千米），才有希望减少1千克体重。

由此可见，运动所能消耗的能量有限，读到这里的朋友肯定开始怀疑它的功效。但从长远出发，运动对糖尿病患者而言，具有独特的作用。

运动对糖尿病患者有哪些独特益处

运动能够提高胰岛素敏感性

绳锯木断，水滴石穿，如果糖尿病患者长期坚持运动，对疾病的帮助作用会逐渐呈现。

首先，长期运动可以让身体里的细胞对胰岛素更加敏感。没有锻炼时，体内的血糖状态不稳定，胰岛素的分泌和作用也不稳定，但一旦养成运动习惯后，和之前相比，身体利用胰岛素的能力也随之提高，只要动用较少胰岛素就能使血糖下调。换句话说，运动能使2型糖尿病患者胰岛素抵抗（胰岛素分泌不活跃的状态）得到改善。另外，运动还能减少内脏脂肪，降低血液中的胆固醇和甘油三酯等"麻烦制造者"，并能增加对人体有益的高密度脂蛋白的含量，降低代谢综合征的危险因素。

运动不仅对糖尿病的疾病控制有帮助，同样也适用于肥胖、高脂血症、动脉粥样硬化等生活习惯病。

形成易瘦体质

坚持锻炼身体，能够增加体内肌肉含量，这对于糖尿病的治疗而言，也是值得庆贺的事情。

肌肉是人体消耗能量的机器。肌肉含量的增加，好比在体内换了一台大功率的发动机，这台机器运行时自然需要较多的能量供应，也就意味着需要从血液中摄取更多的糖分以提供能量。想想看，即使坐着不动的时候，血液里的糖分都能实现更好的利用，当然有利于血糖的更好控制。

糖尿病患者在饮食疗法的帮助下，减少了能量的"入"，又在运动疗法的帮助下，增加了能量的"出"。这对于糖尿病的预防和治疗都是十分有意义的。

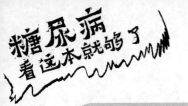

✚ 小知识栏

运动疗法的主要功效

现在我们来总结一下运动疗法以及饮食疗法联合运动疗法对糖尿病患者的好处。

运动疗法和饮食疗法联合带来的好处：

①调整血糖；

②提高胰岛素敏感性；

③减少过剩的体内脂肪；

④形成易瘦体质；

⑤降低血液中的中性脂肪和对人体有害的低密度脂蛋白，提高对人体有益的高密度脂蛋白。

运动疗法产生的好处：

①增加肌肉对血糖的利用；

②减缓肌肉衰退，增加肌肉量；

③增强心、肺功能；

④活跃神经活动；

⑤消除身心疲劳。

运动项目选择"有讲究"

全身运动最有效果

运动疗法最重要的一个作用是提高胰岛素敏感性。往细一点说，就是提高与运动相关的肌肉的胰岛素敏感性。

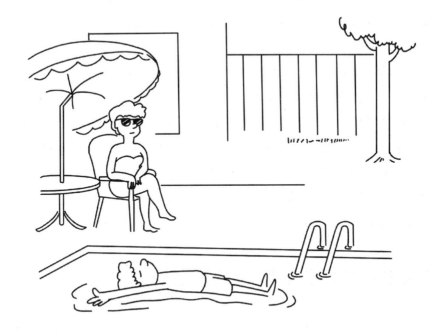

　　如果我们锻炼了某一块特定肌肉，久而久之，这块肌肉对胰岛素的敏感性就会增强。而其他没有经过锻炼的肌肉，对胰岛素的敏感性不会平白无故地提高。

　　因此，进行运动时，要尽可能锻炼到身体的多个部位，这样，就会有更多的肌肉加入到提升胰岛素感受性的"队伍"中。因此，糖尿病患者最有效的运动是全身运动，如游泳。

选择脂肪利用率高的运动

　　人体对不同运动的承受能力是不同的。即便是同一种运动，训练的方式和方法不一样，强度也随之改变。

　　当人体进行不同种类的运动时，所消耗能量的来源是不同的。比如，如果短时间内进行一项强度低的运动，很可能消耗的能量只是糖类。但这并不是说，只要提高了运动强度，就能够消耗大量脂肪。实际上，许多人在进行大强度运

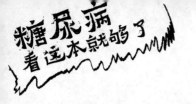

动时，被消耗掉的大部分能量形式还是糖类。那你可能会想：我多坚持一会儿，总可以消耗掉脂肪了吧？可是，过于激烈的运动，大多数人的体力很难持久，到头来还是消耗不了脂肪。

看到这里，也许读者会纳闷：照这么说锻炼也不见得有效啊？实际上，只要讲究方法，你还是可以如愿以偿的。

我们推荐强度小的运动，尤其对于长时间没有锻炼的人而言，更应该循序渐进。虽然说，这样的运动刚开始的时候，也只能消耗糖类，但毕竟这种运动形式容易坚持，在持续一段时间后，慢慢增加锻炼的时长，脂肪也就开始为运动"燃烧自我"了，持续的时间越长，这种倾向越明显。

相比激烈的运动，糖尿病患者选择缓和的运动要明智得多。

根据自己的体能选择合适的运动方式

对一个体力有限或平时缺乏锻炼的人而言，一般人看起来平淡无奇的运动，很可能会成为"不能承受的生命之重"。比如说，1分钟步行100米，大部分人会觉得毫无难度可言，甚至怀疑这算得上什么运动，但对于一些老人和体力差的人，或许就是很重的负担，走15分钟就难以继续。

因此，当你决定开始运动疗法时，不要和别人对比，一定注意"只选对的，不选超标的"，适合自己体力的运动才是好的运动。

我们后面要提及的"合适的运动强度"也只是为读者提供一个参考，具体选择哪些项目大家还需要根据自己的情况及条件选择合理的项目。

选择自己能坚持的运动

无论您决定进行何种锻炼，持之以恒都是至关重要的。要知道，一次运动所产生的效果，也就持续3～4天。如果一周只锻炼一次，就很难指望能有好的锻炼效果。打个比方，"每天跑步30分钟，坚持一周"和"每周一次，跑步210分钟"，两者虽然在运动时间上相当，但前者的效果却要好于后者。

你真的没时间锻炼吗？

当医生建议患者开始运动疗法时，可能有些患者会说："我也想锻炼，可是工作忙，没时间。"的确，正值糖尿病发病高峰期的人，有不少人恰逢事业的高峰期，又是家庭的支柱，的确很难抽出整块的时间来锻炼。

但是，时间就像海绵里的水，只要挤，总是会有的。

看电视的时候：

看电视是导致肥胖的一个危险因素。许多人边看电视边吃东西，长时间沉迷于电视节目将大大增加无意识的饮食。而如果你将这段时间利用起来，就可以"转忧为喜"。不要一打开电视就懒洋洋地靠在沙发上，往嘴里塞各种各样的零食。不妨尝试在看电视的时候，站在屋子中央，扭扭腰，伸伸胳膊伸伸腿，甚至练练哑铃，做做深蹲，在看电视的同时，可以燃烧不少脂肪，何乐而不为呢？

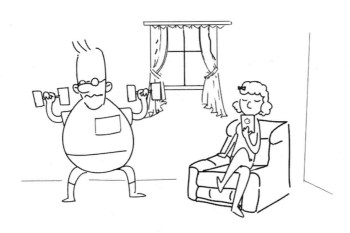

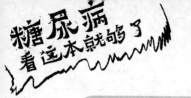

> **上下班的路上：**
>
> 　　每天上下班的过程中，都是可以运动的。不要总想着找各种舒服的代步工具，可以提早10 ~ 20分钟出门，先步行一两站路再坐车，让全身都得到锻炼和放松，也可以改善自己一天的精神面貌。这样的确辛苦，可是想一想这样就能够控制好血糖，吃点苦也值得。

　　原则上，如果希望通过运动疗法减肥或增加身体对胰岛素的敏感性，我们推荐每天运动，如果确有不便，也至少应该隔日锻炼一次。进行运动疗法的患者，可以选择一种自己喜欢的运动，并长期坚持。

　　既然运动疗法要求您每天运动，那么，那些容易受天气影响的运动，或离不开场馆和道具的运动，都不是一种好的运动方式。我们希望患者朋友在决定运动方式时也注意到这一点。

运动疗法实战——从"快步走"开始
优先选择有氧运动

　　前面我们说到，合适的运动需要满足以下条件：全身肌肉得到锻炼；强度适中，能长时间进行；合乎自己体力；尽量每日进行，长期坚持。

　　再告诉您一个关于运动的小窍门，那就是糖尿病患者开始运动时，优先选择有氧运动。有氧运动是指那些锻炼时也能够大口呼吸新鲜空气的项目，比如快步走、慢跑、游泳、骑自行车和体操。而那些需要屏气冲刺的赛跑、憋气使劲的举重等，属于无氧运动，对于初始锻炼的人而言，从健康角度来看不如有氧运动。

无论何时何地都能进行的"快步走"

平时不运动的人一下子被建议进行锻炼时，常常会犹豫："我适合做什么运动呢？"如果您也有这样的疑惑，不妨试一试"快步走"。这项运动，对体力没有太多要求，也不需要什么运动器械，更不需要别人陪着，而且可以随时随地进行。

如果您一次走不了太远，那也没关系，可以把一段路分成几次走完，在行走过程中还可以根据自己的体力来调整步伐的快慢。快步走是适于糖尿病患者初始尝试运动疗法的理想项目。

组合多种运动形式更为理想

如上所述，最适合运动疗法的方式是有氧运动，但这也不意味着无氧运动是糖尿病患者的禁区。许多无氧运动（如哑铃健身、划船等）可以增加肌肉力量，使肌肉细胞变大变粗，提升肌肉对胰岛素的敏感性，对糖尿病的治疗也是很有意义的。

有氧运动和无氧运动，把握好两者的尺度，适时调整，更有利于身体健康。要想最大限度地发挥运动的功效，最好能将这两种运动形式组合起来。对于初涉运动的人而言，有时候请个教练指导更为省时省力。

选择合适的服装和鞋

工欲善其事，必先利其器。运动之前，还要选择好服装和运动鞋，好让自己在运动时活动自如。在炎热的夏天，要选择通透性好的着装，必要时还要戴上一顶轻巧的帽子防止太阳直射。在寒冷的冬天，需要穿上保暖的衣服和运动鞋，戴上耳套保护耳朵，以防冻伤。

对于血糖控制不佳的患者，或者已经存在糖尿病神经病变的患者，运动前要格外留心一下运动鞋，除了柔

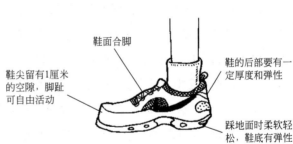

鞋面合脚

鞋尖留有1厘米的空隙，脚趾可自由活动

鞋的后部要有一定厚度和弹性

踩地面时柔软轻松，鞋底有弹性

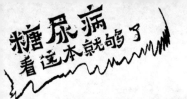

软舒适之外，还要检查一下鞋底有无破损，留心鞋内有没有小砂子。不然，如果运动时不小心磨伤了脚，伤口可能会发展成溃疡、坏疽。

✚ 小知识栏

运动的分类

活动型运动：

1. 有氧运动：快步走、慢跑、滑冰、缓慢游泳、骑自行车、跳绳。

2. 无氧运动：赛跑、跳高、跳远、快速游泳。

静止型运动：俯卧撑、仰卧起坐、投掷。

体操：广播体操、太极拳。

理想的状况是将几种类型的运动组合起来练习，对于初始运动的人而言，如果时间不允许，只能选择一种类型的话，那么就选择有氧运动。

运动疗法实战——算一算

算一算：你需要通过运动消耗多少热量

通过运动疗法，我们希望你能消耗每日摄入热量的10% ~ 20%。也就是说，如果一天的摄入热量为1600千卡的话，运动疗法要求消耗160 ~ 320千卡的热量。对于平时不怎么运动的人来说，一开始时可以选择160千卡，如果平时偶尔运动，可以选择240千卡的热量，如果平时经常锻炼，可直接选择320千卡。

但是，这仅仅是运动疗法的起码要求。患者如果还想通过运动来减肥塑型，就需要增加运动时间和强度，消耗更多的热量。

算一算：你一天需要运动多久

运动所能消耗的热量，与运动的种类、强度、时间和人的体重等因素相关。当我们制定出一天计划通过运动消耗的热量之后，最关心的就是每天要通过何种强度的运动、锻炼多长时间。

我们总结了如下计算公式：

一天需要运动的时间＝需要通过运动消耗的热量（千卡）÷［（1分钟每千克体重消耗的热量（千卡）×目前的体重（千克））］

公式中，需要通过运动消耗的热量，粗略地说，就是指每天摄入热量的10% ～ 20%。

如果想了解运动1分钟每千克体重所能消耗的热量，可以参考下面我们对部分运动的小总结（表3-1）。

表3-1　不同运动1分钟每千克体重所能消耗的热量

运动类型	1分钟消耗热量/千卡	运动类型	1分钟消耗热量/千卡
快步走/（60米/分钟）	0.0534	自行车/（10千米/小时）	0.0800
快步走/（70米/分钟）	0.0623	自行车/（15千米/小时）	0.1207
快步走/（80米/分钟）	0.0747	上楼梯（正常速度）	0.1349
快步走/（90米/分钟）	0.0906	下楼梯（正常速度）	0.0658
快步走/（100米/分钟）	0.1083	体操（缓和）	0.0552
慢跑/（速度偏慢）	0.1384	体操（稍激烈）	0.0906
慢跑/（速度偏快）	0.1561	爵士舞	0.1517
网球练习	0.1437	乒乓球练习	0.1490
羽毛球练习	0.1508	高尔夫球练习	0.0835
游泳（速度偏慢）	0.1614	游泳（速度偏快）	0.3738

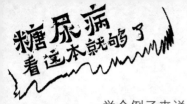

举个例子来说：一个60千克的人，限定一天的摄入热量为1600千卡，平常没有运动习惯，如果他选择高尔夫球来进行运动疗法，每天需要锻炼多久？

由于他处于运动疗法刚开始的阶段，应采用循序渐进的方法，可以先从消耗每天摄入能量的10%开始，根据之前的公式：$1600 \times 10\% \div (0.0835 \times 60) = 31.9$，这样就可以大致得出：如果这位患者选择高尔夫球运动的话，每天至少需要锻炼半小时。

需要注意的是，这个公式适用于一般的糖尿病患者，如果考虑到年龄、血糖控制和并发症等诸多因素，公式的参数还需要略作变动。

因此，在您希望进行某项运动时，不妨告诉自己的医生，请他帮忙提一些建议。

运动疗法实战——安全、有效要保证

选择合适的运动强度

糖尿病患者运动的目标不是追求"更高、更快、更强"，因此在开始锻炼时，切勿好高骛远，盲目追求高强度、高难度的运动项目。那样的话，不仅会身心俱疲，还可能发生骨折、关节受损甚至心肌梗死等危险。而且，那样的运动进行一两天尚可，长久的话，很少有人能坚持下去。因此，糖尿病患者一定要为自己量身定做一套运动计划，不要明知不可为而为之，要选择符合自己能力的运动，并长期坚持。

反过来，如果您身体尚佳，却把饭后悠闲的散步当成自己的运动，同样也是不合理的。因为那样根本就达不到运动疗法的目的！

因此，选择运动方式时一定要"量体裁衣"，切勿"操之过急"，也不要"不思进取"，要以自己的能力为前提。

说到这里，有些读者可能还是不知道如何评估自己的运动能力和选择合适的运动。其实，说简单也简单，如果您真的不清楚如何开始，不妨先照着自己平时的步行速度去行走，等您走到有些累的时候稍作休息，这个就已经是运动了。然后，日复一日，再逐步加快自己的行走速度，还是走到有些累的时候稍作休息。长期持续下去，运动强度也在慢慢加大，您就会体会到运动疗法的好处了。

脉搏是运动强度的量表

根据运动时单位时间内消耗的氧气量，可以衡量某种运动的强度。对此，我们有专门的仪器测定运动时的耗氧量。通过仪器，记录某个人尽最大努力而机体出现无力继续支撑接下来的运动时的耗氧量，就叫做最大摄氧量。

对个人而言，平时锻炼时只要达到所测定最大摄氧量的40% ~ 60%，就实现了合适的运动强度。

当然，我们不可能去测定每一位患者的最大摄氧量，这样做固然精确，但费时费力。其实，每个人身上就有一个测量运动强度的好帮手，那就是脉搏。运动时的耗氧量，在一定时间内与脉搏的快慢是有明确关系的。根据您的脉搏，可以估算自己运动的充分与否。

具体说来，在运动刚结束的时候，我们自己数15秒的脉搏数，将结果乘以4，再加上10，便得到运动结束时的脉搏数（1分钟）。加上10的原因是：

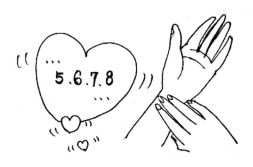

运动刚一结束，脉搏数就会开始下降，加上10是为了校正，以便准确估算运动结束时的脉搏数。我们之所以选择计算15秒以内的脉搏，而不是1分钟，也是因为运动结束时脉搏数就开始下降，连续数1分钟会低估脉搏数。

这样，我们通过数脉搏的结果，再参照下表（表3-2），便可以知晓自己的运动是否充分。

表3-2　适合不同患者的运动强度

年龄段	平时不怎么运动的人	平时有参加运动的人
20～29岁	大约110次/分	大约125次/分
30～39岁	大约110次/分	大约120次/分
40～49岁	大约100次/分	大约115次/分
50～59岁	大约100次/分	大约110次/分
60～69岁	大约90次/分	大约100次/分

通过核对这张表格，如果您发现自己的运动强度过高或过低，不妨调整一下运动的方式和持续时间。如果您在运动过程中出现不舒服的感觉，不妨也停下来数一数脉搏，看看自己的运动强度是不是太大了。

除了表格里的参考数值，您还可以通过其他方法估计适合自己的运动强度。在此，我们和读者分享两个公式：

自己的运动强度上限（次/分）＝230－自己的年龄

合适的运动强度（次/分）＝运动强度上限×（50%～60%）

通过这两个公式，您也可以很简单地求得合适的运动强度。举个例子：对于一个45岁的人，他的运动强度上限就是：230－45＝185次/分，合适的运动强度就是185×（50%～60%）＝92.5～111次/分。也就是说，如果他运动后的脉搏数在92.5～111次/分之间，运动强度就达标了。

这个方法和表格法多少有些误差，但大致上是符合的。

运动疗法实战——运动效果要评估

控制血糖不能不运动，也不能单纯靠运动

对糖尿病治疗而言，饮食疗法是根本。医生综合血糖的控制情况、并发症的有无，会判断患者运动的必要性。但要想通过单纯的运动，实现糖尿病的治疗是很难的。也就是说，运动疗法是锦上添花的事情，需要在严格遵循饮食疗法的基础上再进行评估。

值得再次强调的是，运动疗法的作用是确切的，它和饮食疗法一起使用，可以更好地改善血糖控制。我们在糖尿病门诊随访病人的过程中，也会发现，饮食疗法联合运动疗法的作用优于单纯的饮食疗法。

您可能会纠结于饮食疗法和运动疗法在血糖控制过程中发挥的作用各占几成？这的确是一个好问题，但没有太多实际意义。单纯运动疗法的效果，也是因人而异。我们真正需要关心的是整体治疗的效果，也就是饮食疗法联合运动疗法的效果。

了解运动效果的客观方法

要了解运动的辅助功效，我们可以从两方面着手：一是血糖的控制状况，二是并发症的预防或进展程度。对于前者，患者可以定期测定糖化血红蛋白或糖化血清白蛋白，根据它们的变化，可以一目了然地知道近期血糖的整体变化趋势。对于后者，患者可以在糖尿病门诊随诊的过程中进行相关的检查来了解。如果检查提示没有并发症或者并发症没有加重，那么请继续现在的饮食疗法和运动疗法。如果并发症有发展，就需要参考医生的建议，在饮食和运动方面作出调整。

其实，如果坚持运动疗法，患者自己也可以体会到它的效果。比如，当您坚持运动一段时间后，运动结束时不妨数数自己的脉搏，您会发现，进行

同样强度的运动后，自己的脉搏数有变慢的趋势。这是运动疗法给你带来的"摸得到"的效果。此外，长期坚持运动，您可能会发现体重正逐渐向标准体重"靠拢"（当然，其中起主要作用的是饮食疗法），还可以体会到胰岛素敏感性的改善。

判断运动效果的主观方法

坚持一段时间的运动疗法后，患者再进行同样强度的锻炼，不会有刚开始运动时的那种上气不接下气的感觉，相反，会感到呼吸顺畅、轻松愉快，并会对更高的运动强度跃跃欲试。这种由运动带来的愉快感、健康的身心状态将是您宝贵的财富，也是您能够主观体会到的运动效果。

✚ 小知识栏

检查您的运动效果

运动疗法的效果因人而异。总体而言，有些效果会早期呈现，有些效果则慢慢出现。

坚持运动疗法，早期就可能出现的效果：尿酸值的正常；血糖值的改善；体内脂肪含量的减少；腰围减小（内脏脂肪减少）

慢慢出现的客观效果：体重向标准体重"靠拢"；糖化血红蛋白和糖化血清白蛋白的正常化；运动后的脉搏数较从前减慢；脂肪不容易在体内堆积；血胆固醇含量减少；对人体有益的高密度脂蛋白增加。

逐渐出现的主观效果：进行同等强度的锻炼后感到轻松；运动中和运动后的愉悦感；运动后的疲乏感消失，肌肉持续酸痛的现象不再出现；改善便秘和睡眠；对自己的工作、生活充满信心。

并发症患者或高龄患者的运动

一旦出现并发症，是否运动一定要接受医生建议

如果出现了糖尿病并发症，有些读者可能会有这样的疑问："我需要运动吗？我还能运动吗？除了运动疗法，我还需要进行别的什么治疗吗？"

这些事情都不是您自己就能够轻易决定的。一旦发生了并发症，一定要本着科学的态度，接受专业医师的指导。若不如此，可能一不小心触了以下顾忌：

●血糖控制不理想的人，若盲目希望单纯通过运动调整血糖，很可能适得其反，增加血糖调节的难度。

●糖尿病肾病患者，若运动方式不合理，可能会进一步增加原已受损的肾脏血管的负担，导致肾功能的进一步恶化。

●糖尿病视网膜病变患者，若已发生眼底出血，不恰当的运动可能助长其出血。

●处于动脉粥样硬化病变进展的患者，不恰当的运动方式可能最终导致冠心病、心肌梗死等缺血性心脏病的发生。

这些都是有代表性的"揠苗助长"的实例，其后果是不仅不利于糖尿病的控制，反而加重了并发症。当然，还有其他许多这样的例子。不少并发症从一开始时仅仅是轻症，患者本身不会感到任何的不适，但决不能光凭自我判断就盲目地开展运动疗法以期控制血糖。一定要在专业医生的指导下进行锻炼。

不同的医生也会有不同的建议，但大体上说来，若患者出现下栏中的情况时，医生一般不建议采用运动疗法。

●空腹血糖在13毫摩尔/升以上

●尿酮体阳性

●糖尿病视网膜病变时，要避免屏息和具有强烈冲击性质的运动

●糖尿病肾病，血清肌酐值男性在2.5毫克/分升、女性在2.0毫克/分升以上者

●根据主治医师的判断，有精神障碍和闭塞性动脉硬化症的患者

●有心肺基础疾病，血压明显升高的患者（配图突出显示这些情况）

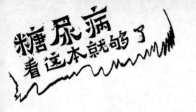

并发症较轻时，可以巧运动

原则上，如果血糖控制满意，没有或仅有轻微并发症时，医生都是推荐患者进行适量运动的。如果糖尿病并发症很轻微，你抓紧时期巧锻炼的话，可以延缓病情，甚至逆转部分并发症的过程。

但是，根据患者状态的不同，运动的强度和种类也会不同。如果单纯由患者自己判断合适的运动种类和强度是有困难的，不恰当的运动甚至能危及生命，不能勉强为之。

当运动一段时间后，如果血糖控制得到改善，并发症的状态进一步减轻，关于运动的限制也会随之放宽，甚至能够随意进行自己喜欢的运动。

高龄患者运动需要格外注意

一般而言，运动能力存在个人差异，随着年龄的增长，这种倾向会更加明显。同龄人所能轻松应对的运动，您未必能够完全胜任。因此，根据自己的运动能力和健康状况，从事力所能及的运动是十分关键的。

比如说，医生推荐您进行某种运动，但您一开始训练时就感觉力不从心的话，切勿盲从，应适当降低运动强度和缩短运动时间，并尽快找机会与医生交谈，以获得进一步的建议。

此外，随着年龄的增长，肌肉力量也好，平衡感也好，骨与关节也好，都大不如前。这也是老年人容易摔倒的原因，因而运动时切记要"适可而止"。即使是"快步走"这样简单的运动，也可能会因为身体不适或天气阴湿等影响而发生危险。因此，在运动过程中，预防摔倒是老年患者需要特别注意的。

另外，使用药物治疗的患者应警惕低血糖的发生。由于老年人对于低血糖的反应变得不灵敏，并且老年人发生低血糖反应后，容易发生脱水等不良事件，因此使用药物治疗的老年患者，应该更充分地评估自己的血糖是否稳定，在运动时要预防低血糖反应。

对于高龄患者而言，慢悠悠的散步和简单的体操都是一种很好的运动。过度运动反而容易导致不良事件，甚至受伤，所以老年患者应该格外注意身体，量力而行。在此，我们向老年朋友介绍几种在家就能随心所欲进行的运动。

高龄患者随心所欲的"居家运动"

1. 两臂从身体侧面向头顶反复运动。

2. 坐于椅子上，足自然下垂，交替进行两小腿的抬高运动（抬到水平位置时停留数秒钟）。

3. 两臂举向头顶，向上伸直腰板的伸展运动。

4. 双手双足尽力伸展的放松运动。

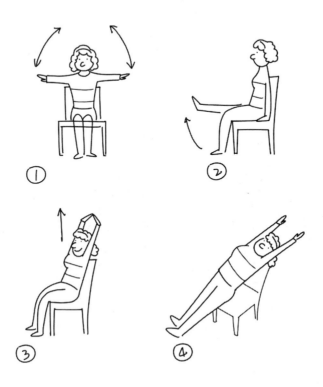

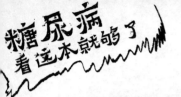

准备运动和整理运动

运动前的准备体操可以在运动前把肌肉活动开来，避免运动时拉伤，运动后的整理、调整，可以缓解肌肉疲劳，促进恢复。

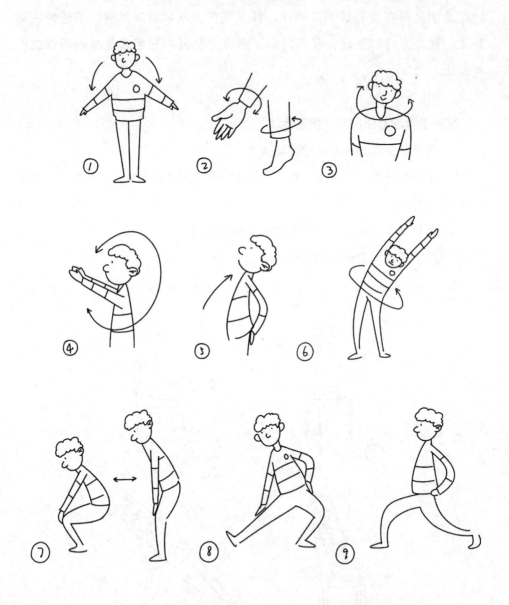

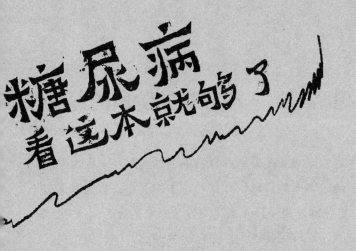

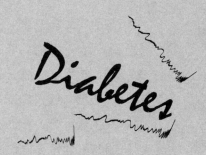

第四章

与糖尿病"相安无事"地共处

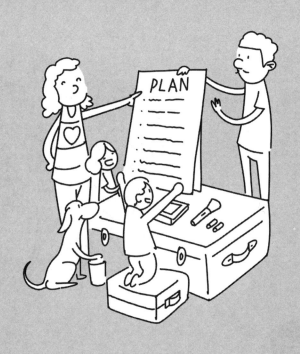

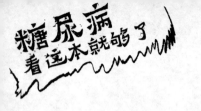
直面"黎明前的黑暗"——治疗初始阶段的煎熬

当您得知自己患上糖尿病的时候，在感到诧异和困惑的同时，一定也向医生询问过自己得病的原因。通过本书前几章的介绍和医生的回答，您也应该有所了解，在大多数情况下，糖尿病是由不良生活习惯导致的"富贵病"。如果您下定决心要与糖尿病展开决战，就一定要敢于直面自己的缺点，一一纠正自己的不良生活习惯。

当您开始接受治疗的时候，由于血糖仍处于高值，不可避免地感到食欲亢进，见到什么都想吃。而偏偏饮食疗法要求限制每天的热量，要求患者少吃一点，而且还要一一计算摄入食物的热量，还要考虑从来没有想过的营养均衡。这个时期确实煎熬，但只要您努力度过这段"黎明前的黑暗"，便可以"柳暗花明又一村"，熬过饮食疗法的初期，您会习惯这种糖尿病膳食，还可以收获估算食物热量的技巧，技巧越娴熟，您的饮食生活也会更轻松。

类似的问题也出现在运动疗法中，一个平时不怎么运动的人突然开始锻炼，肯定一下子难以适应，运动刚开始的阶段您还可能出现腰酸背痛，疲乏不堪。

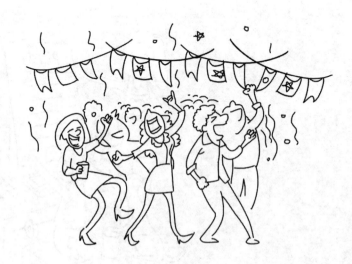

但只要您掌握运动疗法的要领，循序渐进，慢慢地，您在运动后不再疲惫不堪，反而会体会到愉快轻松，久而久之，您会体验到运动给您带来的改变，并开始爱上运动人生。

在糖尿病的治疗中，最重要的就是"管住嘴，迈开腿"。您要克制自己的"馋劲儿"，征服自己的惰性。的确，人最大的敌人就是自己，但"世间无难事，只怕有心人"，只要您在糖尿病的战场上勇往直前，过一段时间，当您习惯了饮食疗法和运动疗法后，就会真正体会到"万事开头难"之后的"一马平川"。但如果您畏畏缩缩，对待饮食疗法和运动疗法马马虎虎，那么糖尿病对您而言可就真成为大难题了呢。

化整为零，各个击破

在开始饮食疗法和运动疗法的时候，您一定事先向医生咨询过方方面面的问题。但经历了一次和医生的深切交谈之后，不少人多少会觉得有些胆怯和沮丧："啊，这不能做，那也不能做呀？"

当然，如果您能够一次性把医生和您谈到的方方面面都改正过来固然最好，但这样的理想目标对大多数患者而言，都显得操之过急。其实，您不妨将需要改善的生活方式拆成几个部分，化整为零，各个击破。

在此，我们给患者提供一个切实可行的"攻略"吧！如果您觉得一下子要做到饮食疗法的"完整版"有困难，不妨先从控制饮食的量开始。单纯做好这一点，就比什么都不做要好得多。经过一段时间后，您可以试着把目光投向营养均衡这一方面，然后再锻炼自己的估算能力。就这样，一步一个脚印，假以时日，最终能够把饮食疗法做到家。

或者，您可以请医生帮您制订计划，医生会给您安排一个个小任务，叫您用心去完成它。医生嘱咐你好好执行的事情，往往是您当下最需要改正的地方。您可以针对这一点有的放矢地纠正自己的不足，取得进步。

在糖尿病的征途上，迈出第一步是需要勇气和决心的。无论您是走得慢还是走得快，只要每一步都走得踏实，就会不断取得阶段性胜利，最终战胜疾病。

不要一下子想要做到完美。有时候，慢慢来，反而比较快。

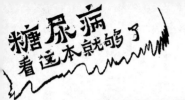

注重与医生、病友的交流

有些患者在得知自己得了糖尿病的时候，会暗自苦恼好长一段时间。这样做固然可以理解，但没有任何好处，往往只会延误治疗的开展。

无论您对自己的疾病有什么不了解的地方，都可以和医生们进行交流。有很多专业性的问题，是您自己找书看、上网查资料也琢磨不透的东西，而放在专科医生面前却只是小菜一碟，他们能够清楚地解释疾病的细节。您也可以多和病友们交流，这样，您会感到自己并不孤单，病友彼此之间还可以交换信息，共同收获对抗疾病的信心。

网络上或现实生活中，也有一些不错的糖尿病的科普讲座。适当参加这样的讲座，也可以增加自己对疾病的认识，纠正自己的误区，结交和自己一同奋斗的病友。

是时候对香烟说拜拜了

吸烟有害健康，地球人都知道——且看那烟盒上白纸黑字写得清清楚楚。糖尿病患者如果有吸烟习惯，医生一定会尽力劝您戒烟的，因为吸烟对于糖尿病有百害而无一利。

得了糖尿病固然是件憾事，但若能趁这个契机戒除烟瘾，也不失为因祸得福。

吸烟带来的种种危害

烟草中含有5000多种化学物质，其中有200多种有害物质，60余种物质有致癌性。其中最为臭名昭著的是：焦油、尼古丁和一氧化碳。

焦油是致癌物质的"杰出"代表，它可以引起肺癌和咽喉癌。

尼古丁可使末梢血管收缩，造成血压升高、心率增快，使心脏和血管"生活在水深火热"之中，引发各种心血管疾病。长期吸烟而产生的烟瘾也正是尼古丁这坏家伙捣的鬼，它会让您对香烟欲罢不能。

一氧化碳是一种极易与血液中的血红蛋白结合的物质，它与血红蛋白的结合能力是氧气与血红蛋白结合能力的200倍。吸烟后，一氧化碳抢走了氧气在血红蛋白上的位置，造成血液中氧气含量降低。长期大量吸烟，身体会持续处于缺氧状态，最终会导致慢性阻塞性肺疾病的发生。另外，一氧化碳还会增加胆固醇含量，减少对人体有益的高密度脂蛋白含量，也就点燃了代谢综合征的另一根导火索。

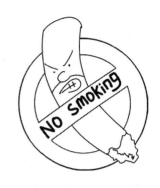

在尼古丁和一氧化碳的联合摧残下，人的心血管系统会不堪重负，催生动脉粥样硬化的产生。而动脉粥样硬化又会引起冠心病、心肌梗死、脑梗死、动脉闭塞等重大疾患。

近些年，被动吸烟也越来越引起人们的重视。据估计，不吸烟者最后因为心肌梗死而死亡的患者中，其中不少人是因为长期受到二手烟的"熏陶"。因此，在公共场合，如果有人要当着您的面吸烟，您一定要果断地对他们说"不"。

除了二手烟，您还要留意"三手烟"，"三手烟"是指吸烟之后遗留在吸烟者衣服、吸烟场所家具上的气味和有害物质。烟民即便在户外吸烟，尼古丁还是会附在吸烟者的身上，当吸烟者返回室内，尼古丁等有害物质还是会四处传播。

所以，糖尿病患者除了自己戒烟，为了自身的健康，也要"提防"身边的烟友。

香烟，你不得不戒的理由

吸烟本身不会直接影响血糖的稳定，也不会直接危害胰岛素的敏感性。但是吸烟诱发的血管病变同样会波及胰腺里的血管，成为危害胰腺健康、诱生糖尿病的原因之一。

糖尿病可以伤害全身大大小小的血管，加上吸烟对血管的影响，更能加快血管损害的速度。从而也就加速了糖尿病并发症的发生发展。

请您多为自己的身体想一想吧，为了尽可能避免这些可怕的事情发生，务必要努力戒绝香烟！

今天，和香烟作最后的诀别吧！

长期吸烟的人，由于尼古丁造成的烟瘾，想要一下子戒绝谈何容易。戒烟

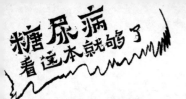
不能光说不练，立即行动起来才最为实际。世间无难事，只怕有心人，只要您从现在开始行动，想要完全戒烟通常3～4个月就可能成功。怎么做呢？

首先，请先放下手头的这本书。丢掉所有的香烟、打火机、火柴和烟灰缸！如果您做到这一点了，恭喜您，这是迈向成功的第一步。但不要高兴得太早，只要过上一会儿，你可能就会产生难以抑制的吸烟冲动。这时候，请您做深吸气的动作，触摸自己的脉搏，跟着自己脉搏的节律，每跳几下就做呼吸动作：一下，两下，三下……

很好！你有没有觉得深呼吸的时候，自己的脉搏也开始变慢些了呢？这个过程叫做分散注意力，除了深呼吸和数脉搏，你还可以想其他办法来转移自己的注意力，万万压制吸烟的念头。如果您做到了，那么，再次恭喜您！

万事开头难。戒烟的第一周是最艰难的，在这段时间里，您要坚决拒绝香烟的引诱，暂时切断和烟友的联系，经常提醒自己：千万不能碰香烟，哪怕过一过嘴瘾也足以令戒烟的计划前功尽弃。

我们在此也提供一些戒烟技巧，帮助大家熬过"无烟第一周"：①两餐之间喝上几杯水，促使尼古丁排出体外；②每天洗温水浴，忍不住烟瘾时可立即淋浴；③充分休息，生活要有规律；④饭后到户外散步，做深呼吸15～30分钟；⑤不要喝刺激性饮料，改喝牛奶、新鲜果汁和谷类饮料；⑥茶叶蛋、豆腐干、花生和燕麦富含色氨酸，而色氨酸是产生血清素的基础物质，当血清素下降到想抽烟的时候，可以尝试用这些食物来取代，可在一定程度上缓解烟瘾；⑦吃些B族维生素，稳定情绪，缓解戒断症状；用第一周戒烟省下的钱给自己或亲人买一份礼物，犒劳一下自己，安慰一下家人。

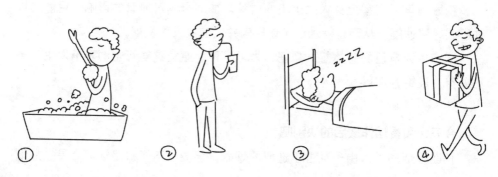

① ② ③ ④

过了艰难的第一周，在以后的日子里，您还要注意避免去往常习惯吸烟的场所或活动，避免到酒吧，减少参加宴会，避免与烟友在一起。时刻记住：为了家庭，为了自己与他人的健康，坚定意志，排除万难，坚持就是胜利！

近年来，想要戒烟的人一定听过尼古丁替代疗法。这是一种经济有效的治疗方法，它通过减轻烟瘾，可以使戒烟率提高1.5 ~ 2.5倍。有一些大的医院也开展了戒烟门诊，烟瘾大的朋友不妨在医生的帮助下实现戒烟。但是，无论您采用何种手段，说到底戒烟还是自己的事，没有坚强的意志、坚定的决心是难以实现的。

精神压力不解除，血糖控制有难度

生活中压力无处不在，压力本身就是生活的一部分。很多现代人都生活在一定的压力之下，考试、升学、出国、求职、买房、购车、人际关系等，都会让人们处在一定的压力中。诚然，适度的压力可以提升工作的动机、引发正向情绪（如兴奋）、增加成功后的成就感等。但过度的压力往往会带来负面影响，造成注意力狭窄、思维僵化，产生恐惧与逃避心理，引起情绪与行为失控，长久压力导致身心疾病等。不同的人对压力的承受能力是不同的，就是同一个人，在不同的时期，由于身心状况的不

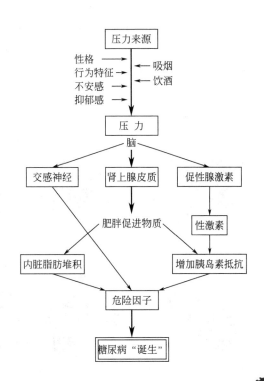

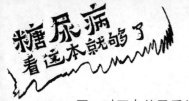

同，对压力的承受能力也是不同的。

前面已经提到，过度的压力是糖尿病的发病原因之一。得了糖尿病之后，如果压力持续存在，则不利于血糖的稳定，可能使病情不断恶化。有研究资料显示，一定时间内压力的蓄积程度和糖化血红蛋白值的高低是呈正相关的。

因此，糖尿病患者一定要调整自己的身心状态，避免过重的负担，时刻排解自己的压力。

学会排解压力

有些糖尿病患者听到确诊的消息时，对其病因百思不得其解，觉得自己既不胖，也不大吃大喝，平时也还做点运动，照理说这样的生活方式不至于患上糖尿病。

当医生细细分析之后，原来压力太大是得病的元凶。有些急性子的人会在"盛怒之下"写辞职信。这么做固然能彻底告别一个充满压力的环境，但却有失明智，我们还是可以寻求更缓和、合理的方式。

比方说，在职场上，您不妨试着把工作分摊或委派给下属，从而减小自己的工作强度。千万不要事无巨细地处理每一细节，这样只会大大增加您的工作强度和压力。您要学会调整自己和同事、老板的关系，与同事建立有益的、愉快的合作关系，与老板建立有效的、支持性的关系，遇到工作上的问题学会向朋友、家人倾诉。

在工作之余，也要给自己一些私人空间，不要总是想着工作，学着发现和

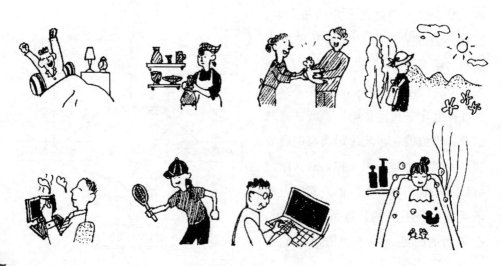

享受生活的美好。除此之外，每天做适量运动，休息的时候不要光在办公桌上玩游戏、上网，时常出入一下办公室，变换一下环境，也有助于释放压力，放松大脑，恢复精力。

当然，如果你感到自己肩上的负担过分沉重，又难以割舍自己的职场生活，寻求心理医生的帮助也是一个好方法，有经验的医生可能协助您调整好自己的心情。

不得不说的事：感染

血糖不稳定容易诱发感染

健康人遇到细菌和病毒的入侵，体内的白细胞就会对它们发动攻击，将之"就地正法"或"驱逐出境"。而如果糖尿病患者血糖不稳定时，白细胞也会变得懒洋洋的，对外来侵略不尽心、不卖力。血糖值经常处于11.1毫摩尔/升的患者，机体抵抗力大约只是健康人的一半。对健康人而言压根儿不值一提的一些小伤口，可能也会在体内引发一场"持久战"。

另一方面，高血糖的体内环境又是细菌和病毒的"福地"，它们可以充分享受里面丰富的营养。因此，一旦糖尿病患者发生感染，病原体在体内的繁殖也往往会来得猛烈一些。

容易发生感染，一旦发生感染又不容易控制，这是每一位糖尿病患者都需要面对的问题。

感染时胰岛素功能降低

感染还有更加"令人发指"的地方。感染之后，身体里胰岛素的功能会下降，这使本来就已经居高不下的血糖状态雪上加霜。而高血糖又进一步妨碍感染的控制，形成一个恶性循环。

平时血糖控制得好的糖尿病患者也会发生感染，对他们而言，感染之后，胰岛素功能也会发生一定程度的下降。因此，平时血糖控制得很好的糖尿病患者，也要注意自我保护，尽可能避免感染的发生。

对糖尿病患者而言，感染无小事，预防是关键。

日常生活中如何预防感染

要想在平时的生活中做到"毫发无伤"，几乎是不可能的。因为病原体可以从许多地方入侵人体，如呼吸道、牙周病的患处、蛀牙、刀伤、烫伤、烧伤等部位。对待感染，我们力求做到的是早期发现病灶，及时、彻底、妥善地处理。

在下图中，我们列举了常见的感染部位。在日常生活中，请您对这些部位多一点关心。当然，对糖尿病患者而言，最为关键的就是好好控制自己的血糖。

一旦发生了感染，我们提倡彻底治愈伤口。比方说，膝盖上磨了个口子，我们要求糖尿病患者注意伤口，直到它结痂并脱落，长出新皮。

一定会有人想，这也太夸张了吧，小伤口何必大惊小怪呢？对于健康人而言，如此谨慎或许算是小题大做，但对于抗感染能力不强的糖尿病患者而言，如此对待伤口的愈合毫不言过。哪怕只是很普通的小伤口，糖尿病患者若不认真对待，最后也可能会发展成可怕的坏疽。

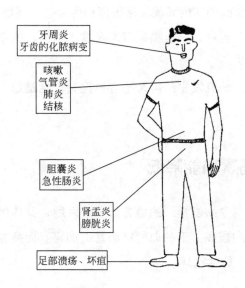

牙周炎
牙齿的化脓病变

咳嗽
气管炎
肺炎
结核

胆囊炎
急性肠炎

肾盂炎
膀胱炎

足部溃疡、坏疽

糖尿病患者对待感染的"八项注意"

1. 控制好血糖。

2. 有感染"苗头"时就要充分注意。

3. 哪怕只是咳嗽、感冒这样的"小"症状，也不要轻易放过。

4. 勤洗澡、勤洗手，保持卫生。

5. 认真刷牙，预防口腔感染。

6. 对于小伤口绝不姑息，彻底治疗。

7. 睡觉时预防"着凉"。

8. 充分休息，适当锻炼。

照顾好自己的牙齿

血糖控制不好容易得牙周病

牙周病是指发生在牙支持组织（牙周组织）的疾病，包括仅累及牙龈组织的牙龈病和波及深层牙周组织（牙周膜、牙槽骨、牙骨质）的牙周炎两大类。牙周病是很常见的口腔疾病，也是引起成年人牙齿丧失的主要原因之一。牙菌

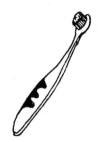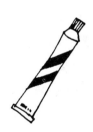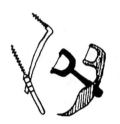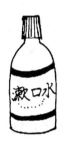

斑细菌及其产物是牙周病最主要的病因，是诱发牙周病重要的始动因子。

牙菌斑是附着在牙齿上的细菌在牙齿上"安家落户"的结果。如果牙菌斑长期没有去除，细菌生活的"小木屋"就会升级成"水泥房"，渐渐就会形成牙石，此时就更难清除了。由于口腔是食物的通道，牙上的细菌会不愁吃不愁住，过得衣食无忧，悠然自得。

就算是平时认真刷牙的人，也会在牙齿上残留牙菌斑或牙石，因此，为了预防牙周病，我们提倡每隔一段时间到口腔科进行专业的牙石清洁。要知道，糖尿病患者抵御细菌的能力低，在牙菌斑和牙石里的细菌繁殖也快，比健康人更容易患上牙周病，而且一旦发生，治疗上又较健康人困难。

事实上，糖尿病患者因为牙周病的原因最后导致牙齿松动、掉落的病例绝不在少数。

刷牙要彻底，定期除牙石

为了预防牙周病导致的牙齿脱落，糖尿病患者首先要做到的是血糖的控制稳定。

其次，刷牙要彻底，实现口腔的全面清洁。有些人可能觉得："我每天早上、晚上都刷一次牙，这总够彻底了吧？"事实上，这还未达到口腔全面清洁的要求。

请大家记住正确的刷牙方式："3＋3＋3＋1"。即三餐饭后要刷牙，每次都在饭后3分钟刷牙，同时每次刷牙至少3分钟。最后一个"1"是指睡前加刷一次牙，因为一天中的睡眠时间占去全天的1/3，如果不做好清洁，细菌会有足够的时间繁殖。对糖尿病患者而言，一天刷四次牙是有必要的。

之所以在饭后3分钟刷牙，是因为这时正是口腔齿缝中细菌开始活动并对牙齿产生危害的时刻。如果不及时清洁，拖到临睡前刷牙，牙齿就已经惨遭到细菌的伤害了。每次刷牙至少3分钟，才能实现牙齿的彻底清洁，有利于保护牙齿。

另外，在每次3分钟的刷牙时间里，您要做到尽可能认真专注。如果牙缝里有不易刷掉的食物残渣，可以使用牙线去除。同时，要注意刷牙时间的把握，刷牙时用力要均匀、适中。刷牙时间过长、用力过猛，并不会使牙齿更干净，相反会增加牙齿受损的可能性。

当然，即使十分细致地刷牙，也未必能够清除所有的牙菌斑和顽固的牙石。就算您并没有觉得牙齿有什么不适，我们也提倡每半年至一年去一次口腔科门诊，做牙齿的全面检查。这么做绝不是多余，牙科医生会帮您"清理门户"，把累积的牙石扫出家门。

如果您已经患上牙周病，当务之急仍是血糖的控制。牙周病严重时同样可能影响血糖控制，而高血糖的持续又会进一步加重牙周病，进入一个恶性循环。当您喝冷饮和酸的东西时，如果觉得牙齿发颤、发冷，除了继续认真刷牙外，还需要尽快到口腔科进行牙周病的进一步治疗。

口腔科就诊时，要告知医生你患有糖尿病

去口腔科看病时，一定别忘了提醒医生自己患有糖尿病。这是因为如果这段时间您的血糖控制不好，哪怕口腔科大夫给您做一些很小的口腔内切开，都有可能成为病原体入侵的一个突破口，引发全身感染，更别提拔牙或更大一点的口腔科手术。

事实也是如此，不少糖尿病患者就曾因为拔牙这样的"小"操作，引起了口腔的严重感染，甚至造成败血症。鉴于这样的原因，糖尿病患者就诊口腔科时，千万别忘了提醒医生自己的糖尿病病情。这样的话，医生会更谨慎地操作，更详细地向您交代操作前后的注意事项。

糖尿病患者切不可中断治疗

中断治疗造成病情继续恶化

就目前的医学发展来看，要想攻克糖尿病尚有很长的一段路要走，根本就不存在某些小广告上"号称"能够"治愈糖尿病"的药物。

　　某些病情较轻的患者，经过一段时间的正规治疗，特别是配合适宜的饮食控制，进行适量的运动之后，血糖降至正常，临床症状也暂时消失了。有些人会因此"忘了自己是个糖尿病患者"，以为自己的疾病已被治愈，从而轻易中断治疗。这种做法是完全错误的。有类似经历的患者会发现，用不了多久，血糖水平又会再次升高。

　　在此，我们再次提醒患者朋友：不要相信小广告，相信科学控制糖尿病的方法，切不可中断治疗。

这些中断治疗的理由你有吗

　　为了避免患者朋友重蹈覆辙，我们在此列举一些糖尿病患者中断治疗的主要原因。

　　其一，糖尿病病情比较轻，没有什么主观症状，觉得糖尿病没什么大不了的，于是对糖尿病等闲视之。

　　其二，住院期间，经过严格限制饮食血糖调整至正常，出院时自以为病已经治好了，于是怠慢了饮食疗法和运动疗法。

　　其三，不满饮食控制，不能坚持长期运动。

　　其四，进行了一段时间的饮食疗法和运动疗法，看不到效果，灰心丧气，自暴自弃。

　　其五，对糖尿病并发症的恐怖之处毫无所知。

　　其六，药物治疗一段时间后，医生告知可以不用药物了，自以为从此可以高枕而卧，连基本的饮食疗法和运动疗法都怠慢了。

　　其七，多次监测糖化血红蛋白都处于正常范围，放松了警惕，忽略了血糖控制。

　　以上几条理由，说到底，根本原因都是患者对糖尿病的了解程度有限，还没有学会如何和糖尿病和平共处。

　　我们再次提醒读者：糖尿病是慢性病，需要长期治疗。现今的医学水平，能够帮助您实现理想的血糖控制，避免并发症的发生，却不能还给您一个脱离糖尿病控制的身体。因此，在治疗糖尿病的时候，您要时刻保持清醒的认识，将健康的生活方式持之以恒。

中医能治糖尿病吗

中药对糖尿病的治疗有帮助吗？

由于某些不实广告的误导，部分患者对中医治疗糖尿病产生过高的期望值，以致放弃正规治疗，去寻求所谓的"神丹妙药"，影响了病情的控制，甚至危及生命。

事实上，我们不排除中药中某些成分对于糖尿病的治疗存在好处，但首先需要澄清的是，糖尿病的治疗离不开饮食控制和适当运动。不要迷信某些方剂就放松了饮食和运动的管理。其次，现代医学中已经有治疗糖尿病的理想药物，没有必要去尝试一些"副作用不详"的药物。

就降糖作用而言，现代医学已经能够提供很理想的治疗选择。哪怕你一定要尝试传统医学治疗，也一定牢记选择专业正规的中医院，不要为了中药而中断现阶段的治疗。

另外，需要注意的是，有些中药或许能够改善糖尿病患者的不适症状，但并非适用于所有糖尿病患者。对1型糖尿病患者而言，由于其发病机制是胰岛素绝对不足，不进行胰岛素的补充是绝不可能的，这部分患者千万不能把希望寄托在中药上而终止胰岛素的使用。对2型糖尿病患者而言，由于症状轻重缓急各有不同，中药也就不可能有通用的方剂和剂量。

再次强调，如果你实在放不下中医调理的念头，我们建议您一定要去正规的中医院就诊，不要随意停止现代医学的治疗方式。

针灸能治糖尿病吗？

所谓针灸治愈糖尿病的小广告也数不胜数，也还真能博得一部分"病急乱投医"的患者的青睐。而事实上，糖尿病的标准治疗中从未提及针灸治疗，针灸对糖尿病的作用也没有循证医学支持。

对于血糖控制不理想的患者，我们尤其不主张尝试针灸治疗。因为针灸时需要使用针具刺入人体皮肤，另一方面如果针灸器具消毒不彻底，还会增加感染途径，很可能，狡猾的细菌就会从针具治疗的部位入侵。

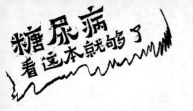

偏方管用吗？

糖尿病的治疗需要患者自身的积极参与，这同时也就给患者留下了很大的一个空间。有些糖尿病患者常常对饮食疗法和运动疗法感到不满，希望能有一种轻松愉快的控制血糖的方法。正因为如此，才有一些所谓的"偏方"利用患者的心理，大行其道。

别看广告，看疗效！大家不妨想一想，如果这些所谓的偏方神药真有那么神奇，真能让血糖值稳定，真能治愈糖尿病，那么抗战在糖尿病治疗第一线的专科医生怎么会对此毫无耳闻呢？

说归说，病是生在自己身上的，每一个糖尿病患者时时刻刻都盼望着能有神药的问世，攻克这一世纪难题，而且也难免会对一些道听途说的治疗怀着浓厚的兴趣。得了糖尿病之后，尝试过各种偏方的患者不在少数。那么，偏方的效果到底如何呢？

日本一家研究机构调查尝试过偏方治疗的患者。随访期间，六成患者在"试药"期间感觉自身的糖尿病毫无起色，对"神药"的心情由原来的憧憬变成了怀疑，又渐变成了厌恶，不到1年就与"神药"一刀两断。剩下那些继续"试药"的人，认为有效和可能有效的不到1/3，这些患者也承认，他们在服"神药"的同时也坚持着专科医生制订的方案，进行饮食、运动疗法，部分还进行西药治疗。那么，究竟是规范的治疗方法在起效，还是偏方有用，聪明的读者朋友不妨自己做个判断。

如果您实在想尝试某种治疗方法，在尝试之前一定咨询糖尿病的专科医生。切不可盲信广告，不顾一切就停用了原有的治疗，这样做的后果很严重。

有关糖尿病患者结婚、怀孕、生育

糖尿病患者结婚不是问题

年轻的糖尿病患者，尤其是那些自幼起病的1型糖尿病患者，常觉得自己终生要被病魔缠身，对自己的将来感到迷茫，甚至对于踏上神圣红地毯的美好时刻也倍感胆怯和犹豫。

这样的想法说来也可以理解，从目前的医学水平上看，一旦被戴上糖尿病的帽子，就终身不能摘除。于是，患者对于自己将来的计划都难免站在一个糖尿病患者的角度，结婚这样的终身大事自然也不例外。

但是，为什么不换一个角度思考呢？结婚是什么？两个相爱的人，结合到一起，为了爱，为了更好的生活，彼此相爱，相互理解，永远走下去，不管生活的烦恼和快乐，厮守到老。那么，只要你爱对方，对方也真心对你，还有什么好犹豫的？糖尿病又不是非常严重的遗传性疾病，法律又没规定糖尿病患者不能结婚，结婚这件事和您是不是糖尿病患者没有关系。

当然，结婚后，作为糖尿病患者的妻子或丈夫需要多学习掌握一些有关糖尿病的知识，在生活上充分理解体贴患者，帮助其建立正确、有规律的饮食生

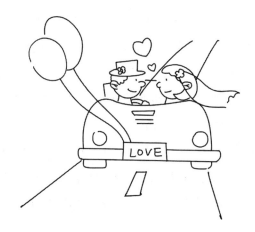

活，鼓励其参与治疗，帮助其树立起战胜疾病的信心。只要糖尿病患者的病情控制稳定，婚姻生活同样会是美满幸福的。

得了糖尿病，可以怀孕和生孩子吗

答案是：可以。

不过有个大前提：血糖控制稳定。事实上大部分糖尿病患者也是如此，如果结婚后糖尿病一直能满意控制，没有心脑血管、肾脏、眼的严重并发症，也没有其他特殊情况的话，是可以尝试怀孕的。

妇女怀孕时，胎盘会分泌多种抗胰岛素、促使血糖升高的激素，健康的人体能够通过增加胰岛素的量来控制血糖的稳定，而糖尿病患者的胰腺功能存在缺陷，不能在孕期提供足够的胰岛素。这样，很容易使本来就脆弱的血糖控制雪上加霜。

因此，计划怀孕的糖尿病患者一定要注意在怀孕前反复监测血糖值，在血糖控制上多把把关。在怀孕期间也要时刻留神自己的血糖，必要时在医生指导下进行胰岛素注射，争取以最好的血糖状态迎接孩子的降生。

如果怀孕期间不注意血糖的调节，不仅仅关系到血糖的稳定，还可能引发很多严重的后果。

我们先看看怀孕的母亲会受到什么伤害。如果血糖控制不理想的患者怀孕，由于怀孕期间血糖会更加不稳定，持续的高血糖状态可能会诱生糖尿病并发症，如糖尿病视网膜病变和糖尿病肾病。对于已经患有并发症的妇女，这种飘忽不定的高血糖状态会加重病情的发展。另外，高血糖患者在怀孕时发生并发症的机会增多，羊水过多的发生率比非糖尿病者高20倍，甚至发生比例多达10%～30%，妊娠中毒的发生率也明显增多，约为非糖尿病者的5倍。如果不注重孕期护理，还可能发生严重的感染。

另外，糖尿病对胎儿的影响也很大，包括巨大儿和畸形发生率增加，以及新生儿低血糖和呼吸窘迫综合征多见等。通常我们把体重超过4千克的新生儿称为巨大儿，糖尿病妇女所产的新生儿中，巨大儿的发生率高达10%～40%，是非糖尿病者的3～4倍。新生儿畸形发生率也显著增高，为健康妇女的3～5倍。

以上种种危险，并非小事一桩。但是这些让人心惊肉跳的可怕事情是可以预防的，只要糖尿病妇女在怀孕前和怀孕期间注意控制稳定自己的血糖，这些事件的发生风险便会大幅降低。

另外，如果自己的血亲中有糖尿病患者，妇女在怀孕期间也需要勤测血糖，警惕妊娠期糖尿病的发生。关于这个疾病，大家不妨回顾一下本书第一章节中的介绍。一旦发生，患者需要在内分泌科和妇产科的综合指导下接受治疗。

表4-1列出了糖尿病妇女应具备的主要妊娠条件，供读者参考。

表4-1　糖尿病妇女应具备的主要妊娠条件

项目	条件
血糖控制状态	糖化血红蛋白应控制在7％以下，更理想的状态是6％以下
视网膜病变状态	单纯性视网膜病变并且血糖控制好，不影响妊娠；但增生性视网膜病变，即使血糖控制较好，也应在怀孕前请示眼科大夫，进行光凝固疗法
肾脏病变状态	在血糖控制稳定的基础上，24小时蛋白尿在1克以下，血压正常，肌酐清除率每分钟在70毫升以上

糖尿病孕妇孕期血糖控制很关键

患糖尿病的准妈妈在怀孕期间为了控制血糖，主要手段是饮食疗法和胰岛素的使用。

孕妇的饮食控制不宜过严，热量摄入过多，固然对糖尿病的病情没有好处，但如果摄入太少，又不利于胎儿生长发育。我们推荐怀孕时的热量按每天每千克体重30～35千卡给予，其中碳水化合物占50％，蛋白质占20％～25％，脂肪占25％～30％，并适当补充钙、铁、叶酸和多种维生素。认真的准妈妈们不妨请营养师制定一份食谱，既利于控制孕妇病情，又利于胎儿生长发育。

孕期不宜口服降糖药，以免通过胎盘到达胎体，造成新生儿低血糖症或者畸胎，甚至死亡。因此，若要使用药物控制过高的血糖时，需要注射胰岛素。

患糖尿病的准妈妈们血糖控制的范围是：空腹3.33～5.0毫摩尔/升（禁食8小时所测之血糖值）、饭前3.33～5.83毫摩尔/升、饭后1小时＜7.78毫摩尔/升、饭后2小时＜6.67毫摩尔/升。

如果空腹血糖值仍大于5.83毫摩尔/升，饭后2小时血糖值大于6.67毫摩尔/升，我们提倡配合胰岛素的注射。在怀孕期间，准妈妈们还要监测糖化血红蛋白值，期待能够稳定在4.3%～5.8%之间。

我们由衷祈福天下的"糖妈妈"们身体健康，能生出健康、聪明的宝宝！

糖尿病患者的职业选择

原则上，和对待婚姻一样，只要您钟爱某项事业，并能通过它实现自我价值，大可不必因为自己是糖尿病患者而放弃职业生涯。平常人能做好的工作，您一样可以做好。但我们希望您在职场奋战时，对自己疾病的控制要留心以下两点：①平时的血糖控制良好；②如果需要应用药物治疗，要注意服药和进餐时间规律，避免发生低血糖。

以上两点，是职场奋斗的糖尿病患者需要做到的。如果不能做到，血糖忽高忽低可能引发危险，严重时甚至导致危重并发症——高渗性昏迷和酮症酸中毒。血糖控制不稳定的患者不能从事飞行员或汽车司机这样的职业，毕竟，发生状况时，不仅您自己有生命危险，乘客们的生命也会悬之一线。

另外，像警察、医生、护士这样作息时间不规律的行业，以及从事高空作业和深水作业的职业，也不利于病情的控制，糖尿病患者也应该量力而行。

当然，如果您的血糖控制一直很理想，从公务员到运动员，可以选择的职业范围还是很广的。事实上，当今体坛上，一些活跃着的职业运动员也和您一样是糖尿病患者。

得了糖尿病，如何应对宴会

把宴会食品当作外卖食品对待

年终聚会、亲友会、庆功会、结婚宴席……不可避免，我们一年中需要面对许多大大小小的酒席。宴会上堆积如山的食物，热量是一餐饮食的1.5～2倍。每次参加宴会，无疑也就成了正在进行饮食疗法的糖尿病患者需要面对的难题。

尤其是那些刚刚开始饮食疗法的患者，他们一边在限制食量，一边又要强忍着高血糖引发的食欲亢进。宴会时，他们面对美食的诱惑，更是会垂涎三尺，欲罢不能。因此，不少糖尿病患者在宴会时会不顾饮食疗法的约束，对美食"大开杀戒"，而在事后又深感后悔。为了避免类似的事情发生，我们给您支个招，告诉糖尿病患者应该掌握的"赴宴秘笈"。

就餐前，仔细看看酒席上的食品，我们大可以把它们看成是外卖食品的大集合。在经过一段时间的饮食疗法后，您对某种食物的热量多少能有些感觉，这样，您在就餐时就可以主动放弃一些高热量的食品。另外，由于酒席上的食物量通常是一顿饭的1.5～2倍，所以您需要调整食量，做到对每道菜都"浅尝辄止"，切勿贪食。这么做的话，虽然达不到饮食疗法的要求，但也能八九不离十。

注意进餐顺序

赴宴时，如果上菜时是一道一道上的，自然用不着考虑进餐顺序。但如果您刚一上桌，就发现面前已经摆满了丰盛的酒菜，那您可得讲究一下先吃哪道菜，后吃哪道菜。

对糖尿病患者而言，比较理想的进餐顺序是：先选择蔬菜、鱼肉等热量低的食物，进食时切忌狼吞虎咽。您可以在享受美食的同时，和大家愉快交谈，比如说，吃上几口菜，然后放下筷子和大家聊天，这样有助于控制进食速度。对于油炸食品和其他脂肪含量高的食物，尝尝味道就可以了，不要过度食用。

这样的进餐顺序，有两个好处。其一，先选择低热量的食物进食的话，等您要吃高热量食品时，也差不多到了人体的饱食中枢发出冲动的时候了，发出"我已吃饱"的提醒，暗示您该"适可而止"了。我们提倡减慢进食速度，其实就是为了等待饱食中枢的"暗号"。

另一个好处是有利于稳定餐后血糖，防止它大幅度改变。餐后血糖的突然高升，是动脉粥样硬化的危险因素。这样的进餐顺序，也给您体内的血管上了一层保险。

如何对待饮酒

酒席，是一个觥筹交错的场合。关于饮酒的问题，我们在本书第二章中已明确提到：糖尿病患者，要对酒"口下留情"。

即便医生认为您的病情允许您喝一点小酒，也要注意一点：在宴会这样一种特别的气氛中，不要"迷失"了自我，一下子喝高了。

如果医生给您限定了饮酒的量，一定要牢牢记住，每次快喝到限定量的时候，要及时"悬崖勒马"。

关于减肥的常见误区

以瘦为美的今天，减肥二字，也成了挂在口头的时尚。糖尿病患者中，不少人是偏胖体型的，如果能够成功减肥，则有助于血糖的稳定。但是，您一直在尝试的减肥，真的做得对吗？

知道BMI不代表懂肥胖

和减肥同样化身口头禅的，还有BMI（身体质量指数）：体重÷身高^2，这简单的公式广为流行，但你可想过，你对公式的理解可能不对？

BMI是舶来品，进入中国后水土不服，西方人BMI＜25的健康标准并不适用于中国人。亚洲人在较低BMI水平时，心血管疾病的风险已经大大提高。经流行病学研究，中国人BMI≥24就跨入微胖界，BMI≥28则属于肥胖。

并且，BMI也没您想得那么管用。说白了，一个人身上的肉未必都是肥肉。强壮如施瓦辛格，大块的肌肉填到BMI爆表，但又有谁觉得他需要减肥呢？鉴于BMI有时"羞羞答答"，有时又"欲盖弥彰"，科学家们动用器械和各种技术来衡量人体的体脂指数，从而真实判断人体胖瘦。

但这太麻烦了。对于普通人而言，除了掌握BMI，如果再了解一下腰围和腰臀比，就能较真实地判断体型。腰围是衡量腹部肥胖的重要指标，它反映腹部脂肪蓄积的程度，而腹部脂肪反映内脏脂肪的多少，更是人体健康的重要威胁。对于中国成人而言，男性腰围应小于85厘米，女性应小于80厘米；男性腰臀比小于0.9，女性应小于0.8。

因此，眼里只有BMI而忽视腰围，此乃减肥之一大陷阱。

知道热量不代表懂卡路里

相比之前"吃嘛嘛香"，自从踏上减肥之路，很多人已然可以"聪明地"计算各种食物的热量：1克碳水化合物含有4千卡，1克蛋白质4千卡，1克脂肪9千卡。为了和"邪恶"的脂肪抗争到底，我们拒绝红肉，尝试素食，甚至每天光啃水果度日……

并非吃肉才长肉。人之所以长胖，是因为我们摄入的热量多于消耗，任何类型的食物摄入过多，都可能变成脂肪留存在体内。

不同类别的食物进入人体，代谢途径也有不同，它们和我们的胃肠道"相拥"过后，转身和体内不同的激素碰撞反应，参与新陈代谢，组建身体的不同成分，而我们的身体对它们的主观感受，也是有差别的。举个简单的例子，蛋白质可以显著降低人体的饥饿感，进食含有同样热量的碳水化合物、蛋白质和脂肪，吃蛋白质的最不容易感到饥饿。相反，那些光吃素的人，由于饥饿感的提前来临，下一顿可能吃得更早，吃得更多。

即便是同一类的食物，进入人体后的能量代谢也大有差别。同是碳水化合物，精制面粉、苏打饼干等食物进入人体后很快消化吸收入血，提升血糖，一时盈余的热量就会以脂肪的形式储存起来。而粗粮等杂合纤维的碳水化合物有助减缓糖的消化速率，使身体有更长的时间来消耗掉摄入的热量，避免糖向脂肪的过早转化。

知道克制不代表懂什么时候吃东西

为了减肥，我们守住欲望，小心翼翼地避开早餐，避开晚上9点后的夜宵；我们步步惊心，晚上饿得抓心挠肺，打开冰箱后又惊弓之鸟般地赶紧关上。仿佛我们多吃了这一顿，就会令脂肪卷土重来，令减肥大业付诸东流。

其实大可不必如此。进餐时间不是肥胖的根源，是否长胖只取决于当日摄入热量和消耗热量的差额。如果热量的摄入大于消耗，甭管您对进餐时间有多么严苛的限制，肥胖还是会悄然发生。

所以，你大可不必不吃早餐，错过早餐，由此引发的饥饿可能让您在中午吃得更多；您也大可不必在夜间煎熬和自己过不去，只有无节制的饮食才是真正危险所在。

知道流汗不代表懂怎么运动

有一句有名的"鸡汤"：汗水，是脂肪燃烧时流下的眼泪。

似乎，运动蒸出了汗水，也就消耗了脂肪。其实不然，流汗和减肥之间没有绝对关系。流汗只是意味着运动时，身体产热增加，身体通过出汗在帮自己降温而已。运动后，流汗增加了，体重的确一时有所减轻，但减少的只是水分而不是脂肪。

运动时的直接能量耗损来自于葡萄糖的燃烧。脂肪是体内的能量储备，哪怕在运动，身体也不会轻易动用脂肪燃烧。只有当葡萄糖的供应处于"能量赤字"时，脂肪才会不情愿地出手相助。

也就是说，真心想减肥，运动的时间不能短，运动的强度不能低。美国运动医学学会建议，每周应保证5天至少30分钟的中等强度有氧运动，或每周3

天至少20分钟的高强度有氧运动。而适度无氧运动的结合，有助于增强肌肉体积，提高基础代谢率，增加日常生活中的耗能，对于减肥也大有裨益。

一句话，要想逼脂肪流泪，自己先要运动到"流泪"。

靠谱的减肥理论万变不离其宗，那就是：均衡饮食和运动，使消耗的能量多于摄入的能量。世界上流行一时的各式减肥妙招有上万种，95%以上被证实是错误的。其万骗不离其宗，那就是：希望零食不离嘴，躺着就能瘦。

"临界型"的患者要注意什么

临界型意味着已经跨入血糖异常的"雷区"

关于"临界型"这个概念，我们在第一章中已经提到，它指的是介于"健康人"和"糖尿病"之间的一种状态。有些人在得知自己为"临界型"之后，在庆幸自己没得糖尿病的同时，一点也不反思自己平时的生活习惯，殊不知，自己健康的警钟已经敲响！

"临界型"的标准病名叫"糖耐量受损"。对于有糖尿病家族史，同时又跨入"临界型"队伍的人，如果再不引起重视，不纠正不良生活习惯，迟早会迈入"糖尿病"的队伍。因为，这两者的距离也许只有一步之遥。

因此，当您得到一个"糖耐量受损"的诊断，意味着您已经跨入血糖异常的"雷区"。但亡羊补牢，犹未晚矣，只要您改善自己的生活习惯，注重饮食和锻炼，还是有希望让这颗"定时炸弹"过期变质，成为一枚"哑弹"。

临界型已经埋藏着动脉粥样硬化隐患

多种原因可以导致动脉粥样硬化。近些年，随着研究的深入，人们发现这些原因有一个共同点——胰岛素抵抗。胰岛素抵抗指的是胰岛素分泌的量不足或功能欠缺。也就是说，只要患者存在胰岛素抵抗，不管是否合并其他原因，都可能诱生动脉粥样硬化。

临界型的患者，虽谈不上糖尿病的状态，但多少都存在胰岛素抵抗。这就意味着，临界型患者和真正的糖尿病患者一样，都有发生动脉粥样硬化的倾向。

有学者比较临界型患者和糖尿病患者的冠状动脉、颈动脉、下肢动脉等多个部位的血管，观察这些血管粥样硬化的程度，结论是：临界型患者动脉的粥样硬化程度不亚于糖尿病患者。

因此，临界型也埋藏着重大的血管隐患，同样需要认真对待。

临界型能恢复正常吗

我们了解，糖尿病患者通常都有贪食、运动不足等不良生活习惯，而大部分患者的发病原因也在于此。这一点同样适用于临界型患者。而糖尿病的治疗强调不良习惯的改善，控制食量，运动适量。可以类推，这样的治疗同样适用于临界型患者。因此，临界型患者的治疗完全可以以糖尿病的治疗为蓝本进行。

临界型患者治疗上无需使用药物，比起糖尿病而言，相对简单。而且只要努力纠正了不良生活习惯，想要恢复正常血糖并非遥不可及。一些肥胖的临界型患者，通过控制饮食和加强运动，成功减肥之后，会惊奇地发现自己的血糖值已经恢复正常。而且，临界型患者，越是早发现、早诊断、早治疗，血糖的恢复远比那些即将发展成糖尿病的人群容易纠正得多。

但是，临界型的治疗也并非一帆风顺，其中也有不少值得重视的细节。通常，被诊断糖尿病的患者，医生都会交代他们要定期随诊，而临界型患者受到医生的"关照"相对会少一些。医生常常只是告诉他们一些生活上的注意事项，未必会为其安排定期随诊的环节。由此可见，临界型患者，更需要加强自我管理疾病的意识，做好自己的保健医生。如果临界型患者再合并肥胖、糖尿病家族史等因素，就更不能掉以轻心。

临界型患者至少每年需要进行2次血糖测试和糖化血红蛋白检查，以检验自己血糖的控制情况。必要时，需要复查糖耐量试验，以判断自己是否已经演变成为糖尿病患者。

糖尿病患者的家人要注意什么

家人是糖尿病患者的精神支柱

对于糖尿病，只要及早选用合适的治疗方式，总体而言，治疗上不存在太大难度。但是，有些人得知自己得了糖尿病的时候，多少会感到惊愕、胆怯和质疑，不敢直面自己是病人的事实，一想到将来的日子更是感到苦不堪言。最开始的一段时间，不少人是在孤军奋战中苦闷地度过的。

这时候，他们最需要的就是家人的理解和关心！家人的一句关心，能够送给他们无尽的温暖和莫大的勇气。家人，是糖尿病患者重要的精神支柱。

从细节关心糖尿病患者

作为糖尿病患者的家人，您首先能做到的就是尽力学习一些糖尿病的基本知识，然后将您所学和患者本人以及家里其他成员进行分享，共同加深对糖尿病的认识。

细节决定成败。照顾糖尿病患者也是一样，患者真正需要的是来自家人心底的关心，而这心底的关心来自生活中的点点滴滴，包括您照顾患者的方式方法。因此，您要做一位糖尿病患者的支持者，而不是当一名普普通通的看护人；要帮助糖尿病患者树立健康生活的原则，而不是强迫他改变原有的生活方式；要能够赋予同情心和分享护理过程中解决问题的喜悦，而不是充当一名说客。

比如说，从患者接受治疗到血糖真正稳定，需要较长的一段时间。在此期间，患者需要定期到医院检查血糖。而每次检查的结果不外乎好消息或坏消息。如果患者的血糖值渐趋稳定，作为家人的您，要与之同乐，鼓励患者再接再厉。如果检查结果并不乐观，您要与之同忧，并安慰患者说："没关系，继续努力，下一次的复查结果一定会有改观的。"哪怕只是这样一个简单的小细节，患者也能够感受到家人的关心，并从中汲取信心和力量。

了解必要的糖尿病急症处理知识

血糖控制十分糟糕的患者，有发生高渗性昏迷和酮症酸中毒的风险。使用药物控制血糖的患者，也可能因为药效过烈，一下子发生低血糖反应，甚至昏迷。

发生高渗性昏迷或酮症酸中毒时，由于丧失神志，患者本身无法进行自我调节，紧急处理的重担一下落在了家人身上。因此，家人平时要多积累关于糖尿病的知识，该出手时就出手。在您不能确定该如何处理的时候，要在第一时间通知医生，冷静地将患者送到医院。

患者不配合治疗，家人怎么办

对待同样的病情，不同的患者会有不同的想法。有的人能够微笑面对疾病，乐观地生活，积极调整饮食，参与运动。有的人认为糖尿病是终生伴随疾病，丧失治疗信心，不配合治疗。有的则认为糖尿病是个令人讨厌的病，不能随意吃喝，又不能治愈，终日惶恐不宁。更有甚者出现抑郁症，情绪低落。对于那些不愿意配合治疗的患者，家人应该怎么做呢？

首先，您不要去批评患者。虽然您的批评是怀着好意的，但尖锐的言语往往只会刺激患者的痛处，导致逆反心理，令患者更排斥治疗。这时，家人需要一些技巧来引导患者走上"正道"。比如，患者不愿进行饮食疗法时，不妨把全家的饮食都调整为糖尿病膳食，做菜时多采用低热量的食材。患者不愿意锻炼身体时，不妨对他说："最近刚好我也想减减肥，陪我一起锻炼身体吧！"

当然，作为糖尿病患者应该试着去体会家人的"用心良苦"。如果总是不检测血糖，不锻炼身体，将会使家人倍感挫折和烦恼。糖尿病患者和家人都需要认识到：因为你们是一家人，由于你们有感情，无论治病有多么麻烦，你们注定都要公正地分担它们。

愿天底下的糖尿病患者都能找到真爱，享受家人的关怀，摆脱糖尿病带来的烦恼，沐浴生活的阳光。

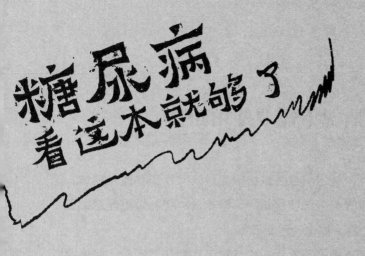

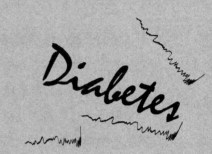

第五章
药物治疗，该出手时要出手

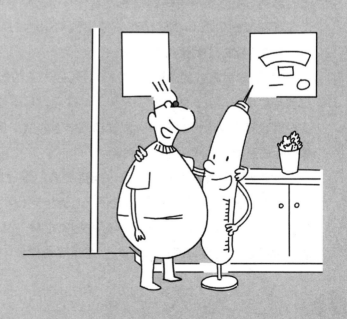

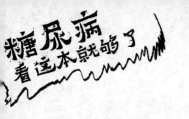

什么情况下需要使用药物

我们之前已经反复强调，糖尿病最基础的治疗是饮食疗法和运动疗法。饮食疗法为重中之重，所有患者都应该严格执行。除非血糖控制极不理想或存在严重并发症，我们鼓励所有患者都进行适量锻炼。

但是，有些患者认认真真地进行饮食，也踏踏实实地开展运动，血糖的控制仍旧不能满意；另一些人糖尿病发现得太晚，开始尝试治疗时已经患上了严重的并发症；还有一些人，属于1型糖尿病，胰岛素功能是绝对不足的。这时候，除了继续强调饮食疗法和运动疗法以外，还需要借助药物的作用。

糖尿病的药物治疗，简单地说来，包括胰岛素注射和口服降糖药两种。

哪些人需要注射胰岛素

胰岛素是一种51肽的小蛋白质。糖尿病患者注射使用的胰岛素，通常是人工合成的，它和人体胰腺所分泌的胰岛素在形态上所差无几，功能上更近乎于毫无差别。由于胰岛素是蛋白质，若像口服药那样吃下去，就会被消化殆尽，无法履行本来的使命。所以，胰岛素必须要注射使用。

哪些人需要注射胰岛素呢？

1型糖尿病患者的胰腺几乎没有分泌胰岛素的能力，无论如何进行饮食疗法和运动疗法，由于胰岛素"原料"的缺乏，仍不能实现血糖的控制，他们是绝对适合胰岛素治疗的人群。同样道理，因为胰腺疾病、胰腺手术等原因发生糖尿病的患者，也需要注射胰岛素。

对2型糖尿病患者而言，也可能需要胰岛素的帮助。比如实施饮食疗法、运动疗法并且加用了口服降糖药后，血糖控制仍不满意的患者；已经存在严重并发症的患者，以及部分再不好好控制血糖，预计很快会出现并发症的患者；因损伤、应激等原因造成一过性胰腺功能低下的患者等。另外，由于口

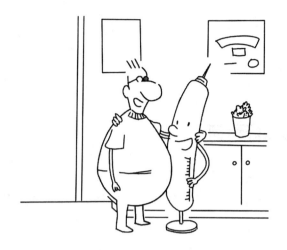

服降糖药可能影响胎儿的发育，妊娠期糖尿病的妇女通常只能选择胰岛素来
控制血糖。

口服降糖药应用于2型糖尿病患者

口服降糖药能够促进胰腺分泌胰岛素的能力，改善胰岛素敏感性，使异常
升高的血糖值恢复正常。还有一些口服降糖药能够延缓食物的消化和吸收，抑
制餐后高血糖。

口服降糖药只是帮助体内的胰岛素发挥作用，因此，它只适用于仍具有一
定胰岛分泌能力的患者。2型糖尿病患者的病因往往就是胰腺内分泌功能低下
或者胰岛素敏感性差，使用口服降糖药恰恰能帮助他们实现降糖的目标。而1
型糖尿病是因为胰岛素的分泌绝对不足，使用口服降糖药也徒劳无功。

无论是怎样的糖尿病患者，注射胰岛素后多多少少都能带来血糖值的下降，
而口服降糖药并不是这样，服用它们可不能近似地理解为"口服胰岛素"用药
后的效果因人而异，不同的药性适合不同类型的患者。

也就是说，不同患者选择口服降糖药时会有不同，而且同一个患者在不同
的阶段，口服降糖药的选择也有讲究。

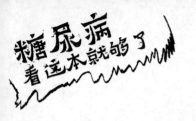

根据病情选好药物

对于1型糖尿病患者来说，由于胰腺不可能再恢复胰岛分泌功能，他们要一直使用胰岛素注射治疗，也不可能用口服降糖药来替代胰岛素注射。

而2型糖尿病患者则不同。随着病情的好转，患者的血糖控制能恢复稳定，并发症的危险也会远离自己。这时候，就可以减少口服降糖药的使用量，甚至在一段时间内停用。有些患者担心"胰岛素一旦用上就停不下来"，而事实上，即便2型糖尿病患者一开始治疗时就使用到胰岛素，待病情好转后也是有可能减量的，甚至停用。

当然，对糖尿病患者而言，始终要记住的是：药物减量或停用不意味着疾病的根治。饮食疗法和运动疗法仍旧是必不可少的。

使用药物不等于进了保险箱

注射胰岛素可以直接应对胰岛素分泌不足，口服降糖药可以纠正高血糖状态。这些药物都能改善糖尿病的病情，却不是根本的治疗。

有些患者在开始药物治疗一段时间后，血糖恢复了稳定，禁不住认为："既然我使用药物后，血糖可以这么方便地降下来，这样看来，我就再也不用担心我的吃饭问题了。"实际上，这种想法大错特错！

糖尿病这种疾病，如果患者不注意饮食和锻炼身体，病情仍旧是会继续进展的。并且，如果患者在使用药物的同时，不顾热量的限制，渐渐地会发现药效在逐渐减退。这时要想控制好血糖，就必须加大药物用量。虽然这么做，能暂时调整血糖，但不是长久之计。时间一长，患者终会发现自己体重增加，胰岛素抵抗加重，而糖尿病病情不断恶化！

口服降糖药

什么时候用

对于刚诊断为糖尿病、病情尚不严重的患者，在使用口服降糖药之前，医生通常会建议患者先进行饮食疗法和运动疗法，然后观察效果，以决定是否需要加用药物。

通常的过程是这样的：医生会叮嘱病情较轻的患者开展饮食疗法和运动疗法，在后续的3个月内，会密切观察血糖的变化。如果3个月后，患者的空腹血糖仍处于7.2 ~ 7.7毫摩尔/升以上，糖化血红蛋白值处于7.0%以上，医生就会建议患者加用口服降糖药以改观血糖控制的局面。

为什么我们选择7.2 ~ 7.7毫摩尔/升和7.0%这两个数值呢？那是因为它们和并发症的发生息息相关。血糖值如果长期超过这两个指标，并发症就会对你"虎视眈眈"了。

我们常说"对症下药"，医生诊断疾病之后，迅速而合理的用药是很重要的，比如，感冒了马上就用感冒药，感染了马上用抗生素，头痛了用止痛药……但不得不说，糖尿病药物的使用有其特殊性，它和其他药物有些不同，

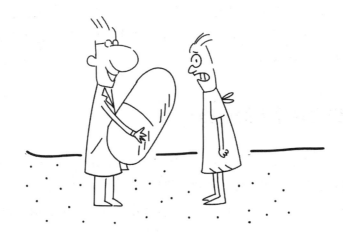

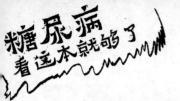

一般而言，医生诊断为糖尿病的时候，除非病情需要，一般不会马上给您处方口服降糖药的。

当然，这样的治疗经过只适用于一般的轻症初发糖尿病患者。对于那些空腹血糖大于11.1毫摩尔/升，深受高血糖折磨，或者已经有明显不适的患者，治疗一开始，医生可能就会建议患者在进行饮食疗法和运动疗法的同时，使用口服降糖药。

要用多大剂量

口服降糖药的大家族里有不少身怀绝技、身手各异的"高手"，它们分属于不同的"门派"。医生会在综合评价患者糖尿病的状态后，为您选派合适的"高手"，协助您的"降糖大业"。

选定了合适的药物之后，就涉及该用多大药量的问题了。由于患者病情轻重缓急，各有不同，胰岛素抵抗程度不同，对药物的反应不同，纵使行医多年的老教授有时也很难一眼"猜中"合适的药物用量。因此，医生通常会根据经验，从较小的剂量开始给患者"试药"，同时嘱咐患者进行饮食疗法和运动疗法，根据一段时间的观察，逐步调整药物的剂量。

值得注意的是，如果您开始口服降糖药，一定要注意定时服药、定时进餐，警惕低血糖的发生。这是药物使用不当时的严重并发症，甚至会引起昏迷。因此，除了注意定时服药、定时进餐外，服用药物之后，还要注意监测血糖。

一般说来，调整药物剂量的阶段要持续两三个月，以寻求安全、有效、合适的药物剂量。如果单独使用一种药物不能有效控制血糖，医生可能会建议您联合使用几种口服降糖药。

传统口服降糖药的种类

"天下风云出我辈，一入江湖岁月催，皇图霸业谈笑间，不胜人生一场醉。"在口服降糖药的武林天下，传统的口服降糖药依旧宝刀未老，统治大半壁江山。现在，我们来认识一下传统口服降糖药的不同门派以及它们的独门绝技吧。

使用药物后留意体重的变化

糖尿病患者的尿中会含有糖分。如此看来，尿中糖分的减少就是疾病好转的标志之一。使用药物之后，原先一天尿液中的糖分可能会从80克"收敛"到10克，这就意味着有70克的糖分保留在了体内。70克的糖分相当于280千卡的热量——整整一碗米饭提供的热量！

也就是说，当您开始药物治疗时，如果不改变进食的量，在不知不觉中，您已经在每天多吃东西了。很可能，药物使用一段时间后，您会意外地发现自己又胖了，而体重的增加又加重了胰岛素抵抗，进而影响血糖的控制。

同样，药物用量的增加也会催生肥胖的发生。所以，用药之后，您更要注意饮食疗法的配合，留意自己体重的变化。

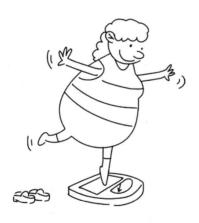

双胍类：独孤九剑

二甲双胍是这个门派的典型代表。

他生不逢时，和他同时诞生于武林之中的还有另一个巨星——胰岛素。在胰岛素仗剑天下的好几十年，双胍类如同令狐冲这样的华山派弃徒，没有任何江湖地位。

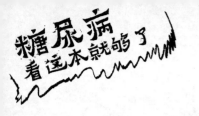
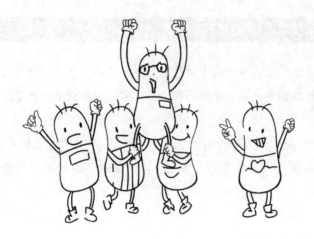

实际上，二甲双胍手握一柄独孤九剑，"重剑无锋，大巧不工"，他对于胰腺的分泌功能没有半点促进作用，和那些正经着眼于胰岛素分泌的"名门正派"不在一路上。他擅长的只是通过抑制肝脏葡萄糖的产生而发挥降糖作用，只适用于具有胰岛分泌功能或功能稍低下的糖尿病患者。而且，这把独孤九剑过于笨重，难以驾驭，和人过度运动会产生乳酸一样，乳酸酸中毒的风险一度成为双胍类药物最令人担心的副作用。

蛰伏多年之后，一场医学史上耗时漫长的研究（英国糖尿病前瞻性研究）让二甲双胍扬眉吐气。如同令狐冲在药王庙前不仅破了封不平的狂风快剑，还一剑刺瞎了十五个高手的眼睛，这项临床研究成为二甲双胍的成名战：二甲双胍强化治疗被首次证实在降低血糖的同时还具有心血管保护作用，这一效应在超重患者中尤为明显。

于是，武林的篇章被改写。现如今，中国和美国的糖尿病治疗指南上都把二甲双胍列为2型糖尿病治疗的首选药物，尤其适合于肥胖的2型糖尿病患者。

"不滞于物，草木碎石皆可为剑"，除了降糖作用，独孤九剑二甲双胍的神话还在继续，研究还发现二甲双胍有利于多囊卵巢综合征、非酒精性脂肪肝等疾病，还有潜在的抗癌和延缓寿命的作用，当然，后面提到的这几个作用还需要医学研究的进一步证实。

磺脲类：六脉神剑

磺脲类练就的绝技是六脉神剑。他们以浑厚内力为基础，将内力由指尖隔空激发出去，激活胰腺中胰岛B细胞释放胰岛素，并能提高胰岛素敏感性，降低胰岛素抵抗。

该门派中的"弟子"众多，格列本脲、格列齐特、格列吡嗪、格列喹酮和格列美脲等药物虽说"师出同门"，但各有特点。正如本因对枯荣大师所言"指法无好坏，功力有深浅"，功力浅的"弟子"，一天得发功两次才能"镇住"血糖，而功力深的高徒，一天出马一次就可以满足全天的控糖需求。

该门派的功夫特点，需要依赖于一定的内功基础——胰岛素水平不能太差。如果患者自身胰岛功能极差，该门派就爱莫能助了。

格列奈类：一阳指

一阳指为大理段氏家传绝学，我们上面提到的六脉神剑，便是以一阳指浑厚的内力化成无形剑气攻敌。本质上说，一阳指和六脉神剑是一门功夫的两个阶段，一阳指练到三品以上方能练就六脉神剑。

格列奈类与磺脲类自然也是"师出同门"，该门派的功夫特点同样是作用于胰岛B细胞，释放胰岛素，但其功力尚浅，和动辄作用效果多达半天至1天的磺脲类不同，格列奈类的作用时间至多也就两三个小时。

功力浅也有功力浅的好处。格列奈类身手敏捷，可以与胰岛B细胞上的受体快速结合和解离，降糖作用具有"短、平、快"的特点，它模拟生理性的胰岛素分泌模式，主要降低餐后血糖。另外，由于该门派出手迅速，来无影去无踪，和药效时间长的磺脲类药物相比，不容易引起低血糖的发生。

根据其特点，该门派"出山"的最佳时机是三餐前。

α-糖苷酶抑制剂：太极

太极的特点是：四两拨千斤，以柔克刚，刚柔并济。这门功夫不是硬碰硬的对抗，而是使巧劲的转化。

α-糖苷酶抑制剂作为一种口服降糖药，从来不和血糖或胰岛素进行正面对抗。它在肠道里发功，对抗α-糖苷酶的作用。

α-糖苷酶是将肠道内的碳水化合物分解成葡萄糖的酶，它的作用一旦被α-糖苷酶抑制剂对抗，碳水化合物的消化、吸收就会延缓，也就有效预防了餐后高血糖的现象。为了让α-糖苷酶抑制剂在肠道里充分发挥作用，最佳的服用时间是每顿饭刚开始的时候，也就是和"第一口饭"同服。

噻唑烷二酮类：易筋经

"易"是变通、改换、脱换之意，"筋"指筋骨、筋膜，顾名思义，易筋经这门神奇武学练就后具有脱筋换骨的神奇作用。

该门派功夫的神奇之处在于能够增加组织对胰岛素的敏感性，如同打通外周组织的奇经八脉，他能够提高外周组织对葡萄糖的利用，从而使血糖下调。

由于不少糖尿病患者都是肥胖者，进而诱使胰岛素抵抗的发生，使用噻唑烷二酮类能重新激活胰岛素的敏感性，对于血糖控制大有好处。

表5-1列出了目前临床上比较常用的传统口服降糖药，供读者参考。

表5-1　目前临床上比较常用的传统口服降糖药

分类	通用名	商品名	作用时间/小时
磺脲类	格列本脲	优降糖	16～24
	格列齐特	达美康	12～24
	格列吡嗪	美吡达	12～24
	格列吡嗪缓释胶囊	唐贝克	24
	格列喹酮	糖适平	8
	格列美脲	佳和洛	24
格列奈类	瑞格列奈	诺和龙	3
	那格列奈	唐力	2
双胍类	苯乙双胍	降糖灵	7～12
	二甲双胍	格华止	7～12
α-糖苷酶抑制剂	阿卡波糖	拜唐苹	2～3
	伏格列波糖	倍欣	2～3
噻唑烷二酮类	罗格列酮	文迪雅	24～30
	吡格列酮	安可妥	30

在服用同一类药物时，随着应用时间的增加，有时效果会逐渐下降。这其中当然包括没有妥善进行饮食疗法和运动疗法的因素，但也有部分患者，虽积极配合治疗，仍摆脱不了同样的烦恼。此时，治疗上可能就需要更改、增加口服降糖药的种类或者开始使用胰岛素了。

口服降糖药的副作用

在使用口服降糖药的时候，最担心的事莫过于低血糖的发生。其原因不外乎药量过大或饭量不足，导致血糖值的猛降。只要患者平时注重形成良好的饮食习惯，使用药物前仔细阅读说明书，不了解的事情及时联系医生，是可以尽量避免低血糖现象的发生的。

除此之外，口服降糖药还可能引起皮疹、肝功能异常等现象。在服药过程中，一旦发现自己有什么异常，或者化验结果出现一些变化，也要尽快与专科医生联系。

糖尿病是终身疾病，药物的使用可能会伴随患者很长一段时间。虽说现在的药物副作用甚小，发生率也低，但因个人体质问题，对药物的反应也不尽相同。我们提醒患者在注意药物副作用的同时，也希望患者在使用药物的时候注意以下几个方面。

- 用药要遵循医嘱，规则服药。
- 不要靠自我感觉增减药物，若要变更剂量，则需要征求医生的同意。
- 在规定时间内服用药物，不要漏服，若漏服发生在规定时间后的1小时以内，可以临时补服一次。
- 不吃饭服药可能导致低血糖。
- 生病或身体不适时的用药要仔细询问医生。

新型降糖药的种类

在降糖药的江湖里，传统降糖药的风骚尚不减当年，但新型降糖药已是花样迭出，大有长江后浪推前浪的势头。

这里我们要介绍的新型降糖药是：胰高血糖素样多肽-1（GLP-1）受体激

动剂、二肽基肽酶-4（DPP-4）抑制剂和钠-葡萄糖协同转运蛋白-2（SGLT-2）抑制剂。这些药物的发明，是科学家们从"肠"计议和"肾"重考虑的结果。

从"肠"计议的GLP-1受体激动剂和DPP-4抑制剂

早在20世纪初，人们就发现，肠道黏液中有一种能促进胰腺分泌的因子，科学家们把这种物质称为"肠促胰素"，GLP-1就是其中的一种。人体在进食之后，空肠末端、回肠和结肠的L细胞在神经内分泌刺激下分泌GLP-1，进而促进胰岛素的释放。饱餐之后，人体中GLP-1的浓度是空腹时的2～3倍。

换句话说，"聪明"的肠道天生具备一种调节血糖的功能：血糖浓度升高时，肠道也会悄然助力血糖的下调。

然而，调节血糖这件事，对肠道而言，毕竟只是一项"兼职"。GLP-1的生物活性半衰期大约只有2分钟，它刚从肠道细胞诞生没多久，就被DPP-4灭活了。

值得一提的是，在长期血糖升高的糖尿病患者中GLP-1的浓度明显下降。这种现象，仿佛肠道在赌气般地撂挑子，并放任DPP-4降解灭活GLP-1。

但是，这点"小肚鸡肠"的心眼可难不倒科学家们。人们开发出了两种药物：第一种叫GLP-1受体激动剂，它模拟体内GLP-1的作用，并且不容易被DPP-4降解；第二种是DPP-4抑制剂，它能提升肠促胰素的活性，延长其作用时间。

两种药物可谓是"殊途同归"。它们不与体内的高血糖直接抗争，也不和胰岛素做多余的纠缠。这种从"肠"计议的谋略，却迎来了正面战场的胜利。也正因为它们没有与血糖或胰岛素直接关联，导致低血糖的风险很低——进餐后血糖升高时GLP-1的作用才显现出来，血糖不高时GLP-1并没有明显的降糖作用。

"肾"重考虑的SGLT-2抑制剂

同样是在20世纪初，人们在探讨肾脏生理时，认识到它在调节葡萄糖平衡中起着关键作用。当血中的葡萄糖流经肾脏时，先是在肾小球滤出，随后又在肾小管被重吸收。在这个过程中，90%葡萄糖的重吸收需要"仰仗"肾小管上的一个关键蛋白——SGLT-2。

兵来将挡，水来土掩。作为葡萄糖的"守门员"，SGLT-2尽职尽责地执行自己重吸收葡萄糖的功能。糖尿病患者的肾脏血流中，葡萄糖的湍流更是汹涌澎湃，为了"守住"更多的葡萄糖，肾脏相应增加了SGLT-2的表达和功能，促进尿液葡萄糖的重吸收。

如此"努力"的后果是——血液中的糖分更高了。

于是，SGLT-2抑制剂被研究出来，目的就是让糖尿病患者的SGLT-2"偷偷懒"。一顿药下去，SGLT-2就去"休假"了，就可以让更多的糖分排到体外，相应地，血液中的糖分也会下降。

完全不理会吃的东西，完全不搭理血糖本身，完全不依赖胰岛素的分泌和抵抗，这种不走寻常路的降糖新思路，看似离经叛道，实则非常好用。由于它不针对血糖本身，发生低血糖的风险极低；由于它促进糖分（能量）在尿中流失，有助于糖尿病患者减轻体重；并且它另辟蹊径的机制，决定了SGLT-2抑制剂可以和其他任何一种降糖药联合应用，共同实现血糖的稳定下降。

向上是科学发展的方向，不断追求和探索是医学进步的动力。短短几年之内，糖尿病的用药已经开创出崭新的天地，相信在不远的将来，定然还会出现更新更好的药物。

注射用胰岛素

何时需要使用胰岛素

注射用的胰岛素是人工合成的，它和人体胰腺分泌的"正牌"胰岛素相差无几。注射人工胰岛素，可以补充糖尿病患者体内不足的胰岛素，实现降低血糖的目的。

适合胰岛素注射的人群是胰腺分泌胰岛素绝对不足的1型糖尿病患者，以及使用口服降糖药后血糖控制没有明显改观的患者。

必须进行胰岛素注射的患者如下。

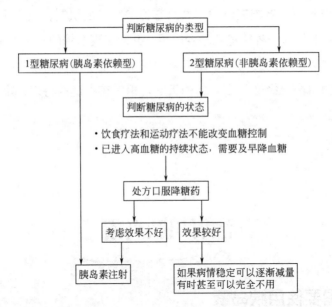

1. 1型糖尿病患者。

2. 高血糖引起酮症酸中毒、昏迷的患者。

3. 口服降糖药治疗效果不明显的患者。

4. 妊娠期糖尿病患者。

5. 糖尿病患者的围手术期治疗。

6. 重症感染、血糖控制紊乱的患者。

7. 胰腺切除术后的患者。

8. 严重肝、肾功能损害的糖尿病患者。

毫无疑问，我们反复叙述过1型糖尿病患者是胰岛素治疗的绝对指征。判断2型糖尿病患者是否需要胰岛素治疗，我们可以采用下图的流程：

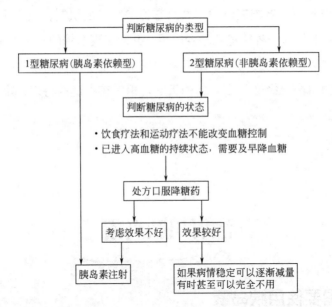

判断糖尿病的类型

1型糖尿病(胰岛素依赖型)　　　2型糖尿病(非胰岛素依赖型)

判断糖尿病的状态

・饮食疗法和运动疗法不能改变血糖控制
・已进入高血糖的持续状态，需要及早降血糖

处方口服降糖药

考虑效果不好　　　效果较好

胰岛素注射　　　如果病情稳定可以逐渐减量
有时甚至可以完全不用

　　2型糖尿病患者从控制饮食、适量运动到服用口服降糖药，在口服降糖药治疗无法控制血糖的情况下应使用胰岛素。

　　注射胰岛素，自然不是什么让人觉得愉快的事情，不少糖尿病患者得知自己需要动用到胰岛素时，无不觉得震惊和感伤，对于需要接受治疗的事实也无法坦然面对。但是，不接受胰岛素注射就无法控制血糖，而血糖的失控将有可能导致大血管病变、微血管病变以及神经病变的后果，这是造成糖尿病患者日后致残、致死、生活质量下降的主要原因。因此，当医生判断您该开始使用胰

胰岛素打上就停不下来了？

打胰岛素会上瘾，要终身打，这是不少糖尿病患者的理解误区，也是拒绝胰岛素的一个理由。其实，如果经过治疗，胰腺的胰岛B细胞功能得到恢复，胰岛素完全可以"歇一歇"。

比如说，肥胖的糖尿病患者经过严格的饮食控制和运动调节，成功实现了减肥，随之胰岛素敏感性提高，此时，只需要使用口服降糖药就可以很好地控制血糖，胰岛素的使用自然就退居二线了。妊娠期糖尿病的患者，分娩后血糖状态得到改善，胰岛素的注射自然也就可以终结。

不管怎么说，糖尿病患者最重要的是好好地控制血糖。不管白猫黑猫，能抓到老鼠就是好猫。无论使用什么手段，只要实现了血糖的稳定控制，就是好方法。

因此，不要对胰岛素存有成见，实际上，它是控制血糖安全有效的好方法。

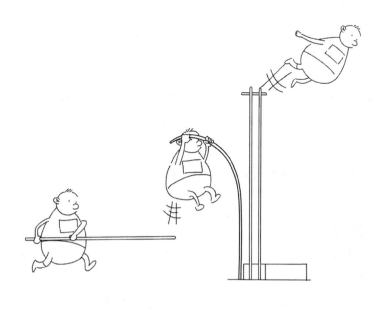

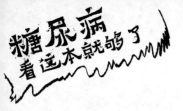

岛素的时候，不要犹豫，请尽快开始接受治疗。

和口服降糖药物时一样，接受胰岛素注射的患者同样需要继续饮食疗法和运动疗法。

根据作用时间将胰岛素分门别类

人工合成的胰岛素的作用和人体自身分泌的胰岛素功能上大体相同，但从作用的时机上有所区别。进食后，胰腺分泌胰岛素，从而使进餐后血糖值不至于升得过高。除此之外，人体的胰腺还会持续分泌少量的胰岛素，使得血糖值维持在一定范围内，我们称之为胰岛素的基础分泌。

而注射胰岛素时，要想模拟人体胰腺的正常生理，实现胰岛素的基础分泌，可以借助于一种叫"静脉泵"的仪器，形成胰岛素的持续注射。但一般而言，我们只将其应用在急需控制血糖的患者和一部分围手术期的处理上，而且由于需要使用仪器，难以普及到每一个患者。

大部分需要接受胰岛素治疗的患者每天注射1～4次胰岛素。有的患者可能会好奇：脱离了胰岛素的基础分泌，那不就意味着血糖很难维持在一定范围了吗？

实际上，聪明的医生们早就想到了解决办法。人体自己分泌的胰岛素都是一流进血液就会开始埋头工作，降低血糖的，而人工合成的胰岛素却有不同的种类，有的和人体分泌的胰岛素一样，可以迅速发挥作用，有的发挥作用的时间可以持续数小时。根据胰岛素的作用特点和持续时间，我们将注射性胰岛素分成以下几个类别。

目前，根据胰岛素的起效时间，胰岛素可以分为五大类。

超短效胰岛素

这一类胰岛素注射之后15分钟之内起效，作用时间可以维持3～4小时。适合在餐前注射使用。

该类型胰岛素和人体分泌的胰岛素的风格极为相似，可以有效实现餐后血糖的控制，并且由于它通常在餐前注射，作用时间短暂，不容易发生低血糖的危险。

短效胰岛素

注射之后30分钟左右起效，作用时间持续6～8小时。同样适合在餐前使用，但注射时间需较超短效胰岛素提前，约在餐前30分钟注射效果最佳。

该类型胰岛素也是用来控制餐后高血糖的。由于其作用时间长于超短效胰岛素，发生低血糖的风险也较超短效胰岛素增加，因此，使用该剂型的患者需要注意就餐时要定点，并且进餐的食量也要相对固定。

中效胰岛素

介于短效胰岛素和长效胰岛素之间。注射之后2～4小时起效，作用持续时间可达14～18小时。一天只需要注射1～2次。

该类型胰岛素使用较为便捷，但发生低血糖的风险也高于上述两者。适用于生活规律、善于自我管理、治疗依从性好的患者。

长效胰岛素

注射之后4～6小时生效，作用时间持续20～24小时。由于其作用时间长，一天只需注射1次。而且该类型胰岛素注射后作用效果是均匀分布于一天的每一个时段，十分类似于人体胰岛素的基础分泌。

预混胰岛素

该类型是短效胰岛素（或超短效胰岛素）和中效胰岛素按照一定比例混合而制成的。混合的比例通常是70%的中效胰岛素和30%的短效胰岛素，因为大量的临床经验证实这种比例的胰岛素是适合大多数糖尿病患者的。当然，也存在其他的比例，如50%的中效胰岛素和50%的短效胰岛素。

这种预混制剂可以取两种胰岛素之长，既能短时间内起效，实现餐后血糖的控制，又能持续较长的时间，减少每日注射胰岛素的次数。

不同胰岛素注射后的效果见下图。

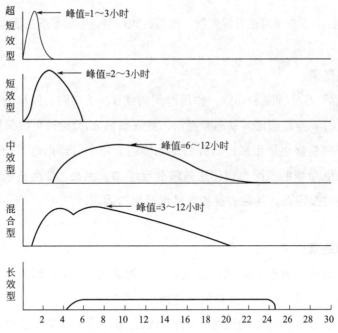

超短效型　峰值=1～3小时
短效型　峰值=2～3小时
中效型　峰值=6～12小时
混合型　峰值=3～12小时
长效型

有时需要合用几种类型的胰岛素

　　需要进行胰岛素注射的患者，并非个个都是重症糖尿病患者，一天只要一种胰岛素注射一次的患者也不少见。但是，若要想实现符合生理状态的胰岛素分泌，有时患者需要使用1～2种类型的胰岛素，每日注射2～4次。

　　预混胰岛素注射后的胰岛素曲线图如下。

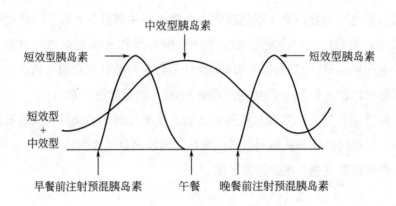

中效型胰岛素
短效型胰岛素　　短效型胰岛素
短效型
＋
中效型
早餐前注射预混胰岛素　　午餐　　晚餐前注射预混胰岛素

提到两种类型胰岛素的联合使用，通常是指可以迅速控制餐后血糖的短效胰岛素和类似胰岛素基础分泌的中效或长效胰岛素。这样的组合比较符合人体自然的生理节律，更有利于疾病的控制。

就诊时，您也可以在医生的指导下，选择合适比例的预混胰岛素，方便地进行注射。在使用一段时间后，医生也会帮助您调整胰岛素使用的频次和剂量。

胰岛素该往哪里注射

胰岛素的注射指的是皮下注射。正确的注射位置是皮下脂肪层。每天数次的胰岛素注射并非什么难事，通过教育大多数患者都可以很好地把握注射技巧。

提及皮下注射部位，一般大家最初想到的可能会是小时候打预防针时的小手臂。是的，上臂的确是皮下注射的良好部位。除此之外，还可以选择腹壁、大腿、臀部等部位。由于自我注射胰岛素的糖尿病患者不在少数，而要想靠自己完成臀部注射又颇具难度，患者可以选择其他几处个人容易操作的地方：上臂、腹壁和大腿。

在这几个部位中，腹壁的胰岛素吸收最快，而且对痛觉不怎么敏感。其次是上臂，再次是大腿。由于锻炼时，运动部位对胰岛素的吸收速度加快，而这三个部位中，受影响最小的是腹壁。因此，我们推荐腹壁为胰岛素的最佳注射部位。

此外，皮下注射胰岛素的位置要经常更换，因为多次在同一位置注射，可能使局部皮下组织吸收能力下降，影响胰岛素的吸收和利用。因此，每次注射最好都能稍作调整，做到与前一次的注射位置间隔1～2厘米。

胰岛素的注射装置

提起注射，大家脑海中第一时间浮现的画面想必是用注射器抽取小瓶子里的液体，然后用针头刺入皮肤，推注液体的过程。但这种常见的注射器和注射胰岛素时所用的注射器可长得不一样。难怪乎，许多人第一眼见到胰岛素的注射器时，都会惊奇：这像笔一样的东西也叫注射器？

是的，专用的胰岛素注射装置就叫做胰岛素笔。胰岛素笔的大小比钢笔略大，胰岛素以笔芯的方式放在笔中，可随身携带，使用时只需拔下笔帽，就可进行胰岛素注射，操作上极为方便。注射时所使用的胰岛素是专门的笔芯式胰岛素，其针头十分细小，粗细为0.20～0.25毫米，长短为5～6毫米，这样的设计使得注射时的痛感明显减少，从而避免了自我注射时"难以下手"的局面。

另外，通过旋转胰岛素笔，观察一处"小窗口"的读数，就可以精确调节需要注射的用量，这就减免了抽取胰岛素的冗繁过程，并使抽取的剂量更为精确。

使用胰岛素时要学会自我监测血糖值

对于采用胰岛素注射的患者，了解自己血糖的动向十分重要。通过简易血糖仪的使用，患者可以轻松掌握自己的血糖控制情况。了解并记录自己的血糖变化，将成为糖尿病治疗过程中的一个重要临床资料。并且，血糖值的测定，有助于避免低血糖的发生，增加胰岛素使用的安全性。

用药时要警惕低血糖的发生

低血糖比高血糖更可怕

使用口服降糖药或注射胰岛素的患者，如果药效过强的话，会引起血糖的异常波动，导致低血糖的发生。

药物的疗效，和饮食、运动以及身体状况密切相关。一如既往的药量，可能由于饮食量少、运动过激等因素，一下子使血糖降得过低。对于血糖控制良好的患者来说，平均血糖值和健康人相近，一时的药效增加更是会增加低血糖的风险。

当血糖低至2.8～3.8毫摩尔/升时，患者可能会感到种种不适。对于平日血糖居高不下的患者而言，可能血糖一旦低于5.5毫摩尔/升时就会有症状。

低血糖时，患者可以有心慌、出虚汗、头晕、心跳加快、眼冒金星、颤抖、饥饿感、无力、手足发麻、说话含糊不清等种种不适。这些都是交感神经和中枢神经异常引起的表现。但是，在低血糖的初期，并不是所有人都会出现类似症状的，尤其是老年人，对低血糖的反应更为迟钝，等到他们感觉不舒服时往往已经发生了严重低血糖，这时候可能出现言语反常、嗜睡、乏力，甚至是意识障碍和昏迷。此外，如果血糖长期处于较低的水平，发生低血糖时也不易被察觉，而长期的低血糖也会对人体产生伤害。

发生严重低血糖时，会引起烦躁、性格改变、定向障碍、癫痫发作等表现，严重时甚至发生昏迷。进展到此，由于意识的改变，患者无法自我应对低血糖反应。一旦陷入昏迷，若不采取适当的处理措施，会引起脑损伤，甚至引起死亡。

所以，在开始药物或胰岛素注射治疗时，我们强调宁慢勿快，宁高勿低，目的就是实现血糖的稳定下降。

发生了低血糖如何应对

糖尿病患者一旦发觉自己有什么"异样"，怀疑低血糖反应的时候，为了恢复正常血糖，应迅速地嚼1～2粒方糖、果糖或者吃面包1～2片、饼干5～6块，这些糖分大约15分钟就可以吸收到血液中，提升血糖值。如果效果不理想，可以迅速地再追加一次进食。如果仍不缓解，就应该尽快到医院就诊。

前面说过，低血糖症状严重时根本无法自我处理。作为糖尿病患者的家属，平时要掌握一些低血糖的急救知识，万一真发生低血糖，切勿慌张，如果患者尚有意识，可让他饮用糖水，如果患者已昏迷，可以在其口腔黏膜、牙龈上涂抹蜂蜜等。然后，快速测定血糖值，同时抓紧时间联系医生。作为一名糖尿病患者，不妨平时在自己的公文包里放上一本糖尿病手册，注明自己是糖尿病患者，这是个未雨绸缪的好方法。要知道，万一哪天糖尿病患者到外地出差，舟车劳顿之下在路上发生低血糖昏迷，周围人生地不熟，救护车赶到时可以根据患者资料，在第一时间推断病因，为及时治疗争取宝贵的时间。

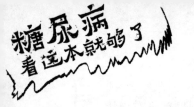

✚ 小知识栏

低血糖的主要症状和应对措施

如果出现这样的症状……

出虚汗、头晕、心跳加快、眼冒金花、颤抖、饥饿感、无力、手足发麻……

您要这样应对……

将10～20克砂糖泡水喝，观察5～10分钟。

如果5～10分钟后症状没有明显缓解，再饮用之前用量的一半的砂糖水。

您平时要注意的……

平时在随身携带的包里或衣服口袋里放上一些砂糖、糖果、饼干等食物，以备不时之需。由于巧克力不会使血糖马上上升，只能缓慢地使血糖上升，我们不建议患者携带。

如果症状严重时……

意识混乱、瞻妄、说话含糊不清、昏迷……

您要这样应对……

注射葡萄糖水或胰高血糖素，紧急联系内分泌医生。

如果不能马上进行葡萄糖注射，紧急联系救护车送至医院（意识状态改变时患者本人切勿驾车和打的上医院）。

您平时要注意的……

由于重症发生时，患者本人不能实现自我救护。最好的办法是出门携带自己是糖尿病患者的证明书，平日里家人要了解糖尿病急症的初步治疗方式。

糖尿病患者旅行须知

旅行也别怠慢了饮食、运动疗法

每当假期临近，大家可能会有一些旅行计划。糖尿病患者在外出旅游时，有些问题是值得注意的。处理好这些问题，会给您的旅行生活锦上添花；若处理不当，就会适得其反。

首先，在外出旅游前，要对自身状况做一个全面的评价。如果时间允许的话，不妨在假期前到医院做一个全面的复查，综合评估自己的病情。根据检查结果，如果医生觉得您病情不稳定，不推荐您外出旅行，希望您利用假期好好休整调养，也希望您一定要好好遵从。毕竟，身体是革命的本钱，等您养好了身体，想外出旅游，将来有的是机会。

旅行期间，最值得您注意的莫过于饮食问题。患者要坚持饮食疗法，不能吃的东西不吃，不该喝的饮料不喝，特别要杜绝酗酒和吸烟。有人觉得外出期间，"人在江湖，身不由己"，饮食控制难以作为应酬的推托之词。但如果您只图一时之快，胡吃海塞，又不忌甜食，还吸烟喝酒，把饮食疗法的一切置之脑后，结果造成病情的波动，甚至引起糖尿病酮症酸中毒，结果得不偿失。

旅行期间，运动疗法还是一样的重要。在修养身心的同时，要坚持平时的运动量。如果是跟团旅行，单独行动出来锻炼的机会少一些，但总归有自由活动的时间，此时，患者大可以在观光地散散步，做一些快步走之类的锻炼。

总而言之，旅行是一件愉快的事情，而饮食和运动疗法却是糖尿病患者每日的功课，如果怠慢了它们，一旦血糖的控制"不及格"了，甚至发生可怕的并发症，那可就追悔莫及了。

海外旅行用药注意事项

使用口服降糖药进行治疗的患者，只要记住在进餐前后服用药物，一般不会有什么问题发生。当然，保险起见，我们鼓励您在动身出国旅行之前，事先

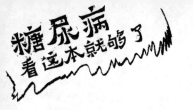

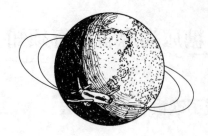

向专科医生具体询问药物使用上的注意事项。

　　使用胰岛素注射的患者，由于出国旅行存在时差问题，需要注意注射时间的改变。注射胰岛素也往往是旅途中最困扰患者的事情。我们在此做扼要介绍。

　　由于长效胰岛素的药效持续时间基本可以维持1天，患者没有必要更改胰岛素的注射时间，可以按照既往的习惯使用。如果使用短效胰岛素的，在南北飞行航线，或东西向飞行、目的地与所在地时差未超过3个小时的地区，基本上也不需要依时差而改变注射时间，一切按原来的治疗方针。

　　问题在于中效胰岛素，正由于它"高不成，低不就"，所以需要调整注射剂量。在此，我们介绍一种有代表性的胰岛素注射调整方法。如果您使用中效胰岛素，不妨在出发当日早上注射一针。接下来，到达目的地后，依据当地时间，到了平时需要注射的时间点，更改剂量如下：

往东方飞行者：平常的中效型胰岛素量×（1－时差/24）

往西方飞行者：平常的中效型胰岛素量×（1＋时差/24）

一天注射2次胰岛素的患者也依照同样的方法计算。

　　当然，对于东西向旅行的患者，如果时差超过3个小时的话，最好在旅行前向医生询问胰岛素注射时间的变更，医生可以为您提供更加个性化的调整方案。

　　海外旅行时，为了防止某种原因导致的返程日期变更，出发前需要准备足够的药物。这里所说的足够量，不是指刚刚够的剂量，而是希望您携带预计使用量的2倍。并且，为了防止药物遭窃或遗失，最好分两处保管。

　　旅行过程中的药物保存也有讲究。旅行携带的胰岛素不宜放入托运的行李内，这样有时会因货舱的温度而结冻。最好放在要带进机舱内的手提行李中。

　　在出发前，别忘了随身携带一份医生出具的糖尿病的诊断证明书，并用英文或旅行目的地的语言记录使用药品的名称。万一药物不幸遗失，可以及时请当地医生处方相同的药物。

另外，有时会因气流关系，延误机内餐，或者旅行的活动安排，影响规律进食，出发前最好准备一些点心，防止误餐引发低血糖。

生病和遭灾时如何应对

其他疾病导致血糖值变化时

不少疾病会影响血糖控制。发生感染时，一般由于机体应激，会使血糖值升高；患胃肠道疾病，恶心、呕吐、食欲不振时，自然也会影响血糖，此时如果您还"照常使用"糖尿病药物，很容易引发低血糖。

生病了，自然要去看医生。糖尿病患者生病时，得了哪一方面的疾病，除了到相应专科接受治疗外，最好到内分泌科随诊，询问特殊时期的血糖控制方案。

举个例子来说，一位糖尿病患者接受了口腔科治疗后，不幸发生口腔内感染，由于牙齿疼痛，无法正常进食，只能喝粥。此时他在接受抗生素治疗的同时，还应到内分泌科随诊，内分泌科医生会根据病情建议补液方案，甚至处方一些静脉营养，并根据病情调整药物使用。

接受药物治疗的患者，如果合并的其他疾病症状比较轻，不影响进食，大体上可以沿用原有的药物。但如果病情重，比如发生严重感染时，血糖值就会大幅变动，受此影响，血液的酸碱度会改变，严重时甚至可诱发酮症酸中毒。

因此，我们建议病情重的患者要及时就诊，实现更完善的血糖监测，并随时评估尿中有无酮体的产生，若有酮症发生，您在医院里也会第一时间得到救治。

灾害发生时

我国幅员辽阔，跨越的纬度大，地形地貌丰富，这样的国土给我们带来丰富资源和地域风光的同时，也不可避免地带来频发的自然灾害。台风、干旱、洪水、雪灾、地震等灾害的发生，对谁而言，都是一个打击。糖尿病患者更是如此。如果不幸卷入一场大灾害后，粮食没有保证，治疗药物的供应也可能中断，避害和逃难的心理压力对糖尿病的病情而言更是雪上加霜。

天灾固然可怕，此时的患者切忌孤单，要和受灾的群众联合在一起，坦然面对灾情。同时，平日的未雨绸缪也是十分重要的。对于生活在自然灾害频发地区的患者，不妨在风平浪静的日子里，把可能的应急药物专门备一个小盒子，万一灾害来临，也不至于手忙脚乱。

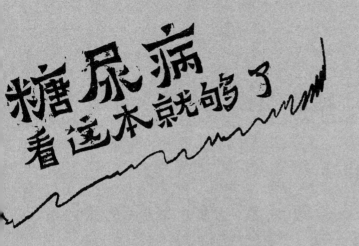

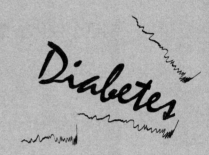

第六章
并发症摆脱不易，预防不难

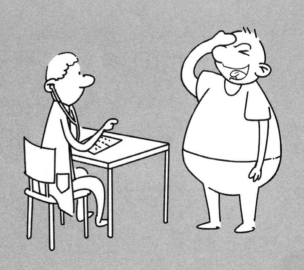

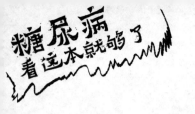
控制血糖是最有效的预防

制订个性化检查目标

尽管此前已多次提及，此处，我们再强调一个事实：糖尿病的魔爪会伸向全身的血管，无论大小都难逃一劫。这些血管的损害，会导致新的疾病，由此就产生了糖尿病的并发症。

由此可见，要想阻止糖尿病并发症的发生，就要好好控制糖尿病的病情，也就是认认真真控制血糖。

我们在第一章中介绍过评估血糖控制情况的各种检查。经过一段时间治疗，患者需要验收一下自己的战果，评估自己的血糖控制是否合格，验证这段时间的治疗是否合适，最好再判断一下并发症离自己有多远。如果检查结果都处于正常范围内，就意味着这段时间内针对并发症的"保卫战"是成功的。

评估近期血糖控制总体情况的检查是糖化血红蛋白测定，成年糖尿病患者理想的控制指标是7%以下，而对于老年患者，我们可以适度放宽标准。有些血糖顽固的患者，尽管努力配合治疗，糖化血红蛋白一时半会也难以达标，甚至还时不时地达到10%以上的高值。这样的话，在血糖控制达标之前，每复查

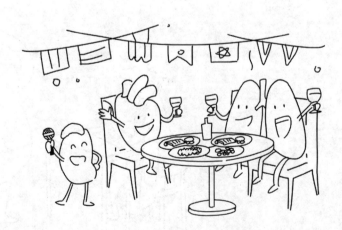

一次，患者的信心就被打击一次，患者会懊悔此前的生活习惯，质疑当前的治疗，担心并发症的降临，就在这懊悔、质疑和担心之间，对治疗的配合也开始慢慢松动。

因此，治疗刚开始时，患者不要只盯着化验单上的正常参考值，要细心对比自己每次检查时的进步，循序渐进，一步一个脚印，要坚定治疗信心，相信自己终有实现正常血糖的一天。

了解自己疾病的控制情况

预防并发症的关键在于血糖的控制。对于不同患者，医生会根据不同时期和不同状态，设定不同的治疗目标。观察下面的表格（表6-1），患者就可以对自己血糖的控制情况一目了然。

表6-1　血糖控制标准

项目	单位	控制目标			
		理想	较好	一般	差
空腹血糖（FPG）	毫摩尔/升	4.4～6.1	6.1～7.2	7.2～8.3	>8.3
餐后2小时血糖（PPG）	毫摩尔/升	6.1～7.2	7.2～8.3	8.3～10.0	>10.0
糖化血红蛋白（HbA1C）	％	4.0～6.5	6.5～8.0	8.0～10.0	>10.0

如果您目前的血糖控制属于"差"这一等级，想要追求"理想"目标固然是好的，但若要急功近利地实现，未免也不现实。

首先，您应该给自己制订一个"较好"或者"一般"的目标，并为之努力。毕竟，把一个宏伟的目标分成几块来一一付诸实践，比起空喊着遥不可及的目标来得轻松又自信。

当然，在您每次复查时，除了评估血糖控制情况之外，我们还鼓励患者定期复查糖尿病的并发症，比如进行尿微量白蛋白的测定、散瞳行眼底检查等。通过对这些检查结果的把握，更好地掌控现状，了解自己和并发症的"距离"。

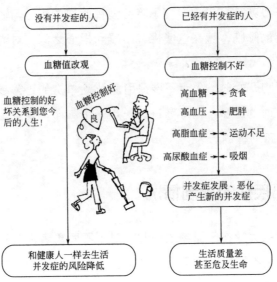

呵护自己的脚

谁容易患上糖尿病足

在第一章，我们曾有过关于足部溃疡、坏疽的小介绍，那么，哪些人容易得糖尿病足呢？

我们列出以下项目，患有糖尿病的读者朋友不妨做个自我检测，以下项目符合得越多，越要警惕糖尿病足的发生。

1. 糖尿病的病史很长。

2. 血糖总是控制不太好。

3. 诊断有糖尿病周围神经病变。

4. 患有动脉粥样硬化症。

5. 患有糖尿病视网膜病变。

6. 患有糖尿病的肾脏损害。

7. 足部的骨骼畸形。

8. 经常穿着不合脚的鞋。

9. 突然中断糖尿病治疗。

10. 脚上长茧。

11. 男性患者。

如果符合5条以上，那么，糖尿病患者发生糖尿病足的风险就很大。如果您仅符合其中的1条，也不要认为自己绝无患糖尿病足的可能，若不注意，还是有"涉足"糖尿病足的危险的。

糖尿病足的患病率各国报告不一，占住院糖尿病患者的6%～12%，美国每年糖尿病截肢者超过40000人，实际上50%非外伤性截肢者就是糖尿病患者，糖尿病患者下肢截肢的危险性为非糖尿病患者的15倍。

目前我国糖尿病足的发生率虽不及欧美国家，但由于我国的糖尿病正处于增长势头，而患者在患病后几年甚至十几年后才会患上糖尿病足，因此，预计再过些年，我国的糖尿病足患者也会大量出现，由此造成的截肢率和致残率也会相应增加，因此提前做好预防和控制血糖是很重要的。

养成足部护理习惯

要想预防糖尿病足的发生，首先要注意的仍旧是实现血糖的良好控制，而日常足部护理也占据着重要地位。

足部护理的关键是要注意避免足部损伤，防止继发感染。

●糖尿病患者要注意鞋袜合适，不宜过紧、过硬，每天应检查鞋内有无沙砾、异物、趾甲屑等，鞋垫是否平整。鞋号要合脚，穿新鞋时不要穿太久，也不要马上就长距离走路，以免足部磨损。不要穿"人"字拖鞋，以避免足部蹒趾和第二趾的摩擦。

●每晚用温水泡脚，每次10～15分钟，以促进下肢血液循环，不宜选用过热的水以免烫伤。每晚洗脚的同时要检查足部与蹒趾间有无水疱、抓伤或皮损，如有则及时诊治。

•此外，糖尿病患者要注意生活习惯的改善，应戒烟戒酒，因为它们可加重糖尿病病情，并加速动脉粥样硬化。

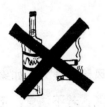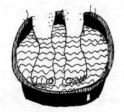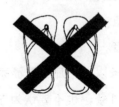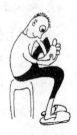

如果您已经发生了糖尿病足，很可能，您周身血管的其他部分也已经受到了牵连。总体而言，糖尿病足易防难治，治疗手段十分有限，有时还需要采取"丢卒保车"的截肢术。

为了避免陷入这样的两难局面，糖尿病患者一定要注意足部护理。

✚ 小知识栏

预防足部坏疽要点

○严格控制血糖。

○每日清洗足部并擦干。

○每日注意检查足部皮肤。

○足部受伤或发炎时，应急处理后尽早就医。

○保持足部温暖，但要尽量避免明火取暖。

○避免光脚走路。

○穿鞋前要先穿好袜子。

○选择合脚的鞋子。

○剪脚趾甲时不要太深。

○减少光脚穿拖鞋的次数。

○戒烟戒酒。

○定期复查病情，并就诊专科检查足部。

治疗糖尿病足

治疗糖尿病足有一个大前提：血糖必须控制良好，否则，一切治疗只是空架子，徒有其表，不可能奏效。在控制血糖的同时，糖尿病足患者可以尝试一些治疗手段。

导致足部病变的原因，不外乎血管损害或神经损害。检查时，我们要先确定足部的血管有无粥样硬化，有无狭窄或闭塞。如果发现血管粥样硬化、狭窄或闭塞，可采用血管扩张药、抗血小板或抗血栓药物进行治疗。若药物治疗不起作用，可能就需要移植新的血管，进行搭桥等血管成形术。

足部病变化脓时，要及时采用抗生素进行抗感染治疗。如果溃疡严重，甚至引起坏死时，外科的干预便成为治疗的要点。如果感染难以控制，坏死组织不断发展，为了保全腿部机能，防止感染扩散，不得已时外科医生可能会采取截趾或截肢的手术治疗。

照顾自己的眼睛

血糖控制过于迅猛也有风险

无风不起浪。没有糖尿病本身，也就不会有糖尿病视网膜病变。因此，要想阻止视网膜病变的进展，就要想办法切断"源头"，因此血糖的良好控制是一个大前提。另外，高血压也是病情进展的重要"帮凶"，积极控制血压，有利于减缓病情的进展。如果糖尿病视网膜病变只是处于非增殖期阶段，能做到这些也就足够了。

但在治疗过程中，有一点值得引起大家的重视：对于长年糖尿病而不闻不顾的患者，或者长时间中断糖尿病治疗的患者，如果"如梦初醒"地对糖尿病展开攻势，会造成血糖的大幅波动，反而对视网膜病变产生不利影响。同样，服用药物的患者，如果一不小心地"吃"出个低血糖，也可能造成视网膜病变的恶化。

对于视网膜病变的糖尿病患者而言，关键还是要降糖，但要保持血糖平稳过渡，不要忽高忽低。

激光疗法治疗视网膜病变

非增殖期的视网膜病变并不可怕，但如果听之任之，随着点状出血和白斑数目的增加，病变会进入前增殖期阶段。这时候，眼底大面积出血的风险也大幅增加。此时，眼科医生可能会给您推荐一种称为激光凝固法的治疗方式。

激光凝固法是一种对症治疗，目前使用较为普遍的是氩离子激光，由于氩离子激光光斑小，绿色激光易被血红蛋白吸收，可直接凝固封闭新生血管、微血管瘤和有荧光渗漏的毛细血管，抑制玻璃体出血和视网膜水肿，而不致影响黄斑的功能。

一旦发现增殖性视网膜病变，采用激光使部分视网膜血管凝固，可以使剩余的视网膜得到更为丰富的血氧供应。并且，激光阻断了引起新生血管的刺激作用，有可能阻止视网膜病变的进一步发展。

前增殖期病变至增殖期病变初期的患者，都适合采用激光凝固法治疗。这个阶段的治愈率大约是80%。如果病变进一步发展的话，单靠激光凝固法治愈的可能性就会大大降低。当激光凝固法也无计可施的时候，就该轮到"玻璃体手术"出场了。

激光凝固法方便快捷，患者无需住院治疗。病变轻的患者有时只要一次治疗就可以大功告成。而病变范围广时，治疗可分数次进行，每次治疗一般间隔10天左右。

玻璃体手术治疗视网膜病变

新生血管通常沿着视网膜与玻璃体的交界处生长，并向玻璃体深处延伸。新生血管十分脆弱，稍微有点风吹草动就可能破裂，引起玻璃体内的小片出血。一旦出血，患者会感觉眼前有蚊子在飞，有线头飘动。渐渐地，病情逐步进展，会导致部分视野消失。如果还不采取措施，就可能引起大片的玻璃体出血。

新生血管生长时，在眼底会形成一层叫增殖膜的组织，并一点点地蚕食玻璃体的"地盘"，由于这层膜与视网膜相连，组织过度牵张时就可能引起视网膜剥脱。

视网膜病变进入增殖期后期，可能会反复发生出血，严重时甚至出现视网膜剥离。这时候，激光凝固疗法也爱莫能助了，需要进行玻璃体手术。玻璃体手术是眼部的一种显微手术，医生会使用一种极细小的器具，切除眼部病变，修复眼球结构。接受这种手术治疗的患者一般需要住院治疗7～10天。

玻璃体手术是治疗增殖期视网膜病变的基本手段。进入增殖期后，视网膜病变仍有重有轻，手术的治疗效果也不尽相同。手术后，有些患者的视力恢复到接近正常，但有些患者仅仅只能延缓视网膜病变发展。

整体而言，玻璃体手术较为成熟，安全性高，由于手术本身导致失明的情况，比较少见。

养护自己的肾

好好控制血糖

根据病情轻重，糖尿病肾病的治疗方式也有相应变化。

糖尿病肾病1期和2期的患者，血糖的控制至关重要。只要患者在好好控制血糖的同时，尽可能避免其他影响肾脏功能的因素，就可以控制病情向微量白蛋白尿期的方向发展。

如果患者的尿液中已经出现中等量蛋白的话，单纯靠血糖控制的治疗力度就显得单薄了，这时候需要配合其他的手段。当然，无论何时，血糖控制仍是治疗的前提和基础，具有其他治疗手段不可替代的功效。而且在这个阶段，血糖的控制应更加严格。

对糖尿病肾病患者而言，血糖控制满意的标准是糖化血红蛋白在7%以下。对于7%这个数值，大多数糖尿病患者应该不会陌生，每次就诊评估病情时，医生一定反复强调过这个数值的重要性。

饮食疗法是血糖控制稳定的基础，关于具体实施方法，我们在第二章中已作过讨论。针对肾脏损害的特点，加入另一条治疗建议：适度限制蛋白质的摄入，减缓肾脏损害。对于已经存在水肿和肾功能不全的患者，一般而言，蛋白质摄入宜采取少而精的原则（每天每千克体重蛋白摄入量为0.6～0.8克）。并且，还要尽可能选择优质蛋白。

什么叫优质蛋白呢？我们在第二章中提到，包含必需氨基酸、有助于身体构建蛋白质的蛋白属于优质蛋白。整体而言，动物性蛋白比植物性蛋白更为优质。

但是，纵然是相同的疾病，由于患者的个体差异，临床表现和耐受性千差万别，对于饮食生活也不能用统一的标准衡量。如果病情已经进展到微量白蛋白尿期，我们建议患者寻求营养科医生的帮助，制订符合自己的合理的饮食方案。

为了实现血糖的平稳，患者还需要在医生的指导下，选用适合自己的运动项目和药物治疗。

好好控制血压

糖尿病危害肾脏血管，造成肾脏损害。肾脏损害又会诱生高血压，高血压常出现在糖尿病性肾损伤的晚期，肾脏受损程度越重，尿蛋白排泄越多，高血压也越严重。而持续的高血压状态又会反过来加重、加速糖尿病肾病患者的肾功能损害。

研究证实，伴发高血压的糖尿病肾病患者，如果好好控制血压，可以减缓肾脏病变的发展。肾脏病变较轻时，控制血压的效果也较为明显。由此可见，力争把血压控制在正常范围内，也是糖尿病肾病患者必不可少的一门功课。

高血压的治疗需要患者和医生的配合。作为患者，需要好好做到的是：采用低钠膳食，减少食盐的摄取，戒烟，限制饮酒，减轻体重和适当运动。这无论对高血压还是肾脏病，都具有极其重要的作用。对于没有肾脏病变的糖尿病患者，也有助于预防糖尿病肾病和高血压的发生。

提到高血压，患者自然关心降压药物的选择。降压药物可分为几大类，其中最适合糖尿病肾病患者使用的是血管紧张素转化酶抑制剂（普利类，ACEI）或血管紧张素Ⅱ受体拮抗剂（沙坦类，ARB），有大量的研究表明：这两种药不仅有利于血压的平稳下降，还可以减少蛋白在肾脏的排出，减轻肾脏负担，具有肾脏保护作用。对于肾病合并高血压的患者而言，可谓是"一石二鸟"的绝佳选择。

当然，绝佳选择并非必须选择，这两种药未必适用于所有肾病患者，也无须推广到每一个高血压患者，处方与否还得由医生综合评估。有些人使用血管紧张素转化酶抑制剂后会出现咳嗽，可更换为血管紧张素Ⅱ受体拮抗剂尝试一下。

另外需要注意的是，血管紧张素转化酶抑制剂和血管紧张素Ⅱ受体拮抗剂的作用是类似的，一般不叠加使用，否则可能增加肌酐升高和高钾血症的风险。这对于年龄大、肾功能不全的患者尤其应该引起警惕。

如果由于副作用或身体耐受情况，不适合使用血管紧张素转化酶抑制剂或血管紧张素Ⅱ受体拮抗剂的话，也不用担心。高血压的治疗选择有不少，医生还可以根据具体情况，从钙离子拮抗剂、β受体阻滞剂、利尿剂、α受体阻滞剂中选择一种或几种药物，按一定的治疗目标实现血压的稳定下降。

表6-2列出了糖尿病患者的血压控制目标，供读者参考。

表6-2　糖尿病患者的血压控制目标

		收缩压/毫米汞柱	舒张压/毫米汞柱
合并肾病的患者	血压控制目标	<125	<75
未合并肾病的患者	理想控制目标	<130	<80
	需要开始治疗	130～139	80～89
	需要使用药物	>140	>90

积极控制血脂

糖尿病肾病的发病，一方面，高血糖造成肾内小血管的直接损害，另一方面，身体内的大血管损害也起到推波助澜的作用。

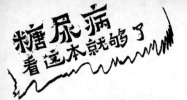

通常这些大血管的损害是动脉粥样硬化导致的，也就是说，高脂血症是隐藏在背后的杀手。高血脂又和吸烟、饮食习惯有着千丝万缕的联系。因此，改善生活习惯，自然又一次成为不能不提的旧话，它对于减缓肾病的进展，多少能起到帮助作用。

一些研究表明，动脉粥样硬化的程度与糖尿病肾病的发生关系紧密。高脂血症作为动脉粥样硬化的直接原因，需要引起患者的足够重视。

糖尿病的饮食疗法，同样有利于改善血脂状态，纠正高脂血症。糖尿病肾病患者更要在医生的指导下，严格遵从饮食疗法。

如果在饮食控制下，仍然出现血脂持续升高，这时候需要降脂药物的帮助。对于同时存在心脏病风险的患者，一般使用他汀类降脂药物。使用药物时，糖尿病肾病患者需要注意自己的肾功能水平，在医生指导下进行药物的选择和减量。

表6-3列出了糖尿病患者的血脂控制目标，供读者参考。

表6-3　糖尿病患者的血脂控制目标

脂质的种类	控制目标/（毫克/分升）
总胆固醇	＜200
高密度脂蛋白	＞40
低密度脂蛋白	＜120
甘油三酯（空腹时）	＜150

注：已经发生动脉粥样硬化的患者，或合并心血管疾病，需要更严格的限定。

晚期糖尿病肾病的透析治疗

糖尿病肾病进展到最后，将进入肾衰竭终末期阶段，也就是平时人们说的尿毒症。这时候，肾脏提前"告老还乡"，不再履行自己的"义务"。由于肾脏是维持人体内环境的"清洁工"，能够清除体内的废物和毒素。随着肾脏功能的进行性丧失，人体内的毒素也会越积越多，到了尿毒症阶段，会影响全身各个脏器的功能。

对于慢性肾衰竭的患者，医生会推荐肾脏替代治疗方案，除了肾移植之外，通常比较常用的是透析治疗——使用人工装置定期地把有害物质从血液中滤出。

透析方法有两种：利用自身腹膜作为滤过装置的腹膜透析和使用人工膜的血液透析。两者的优缺点不一，一般而言，血液透析的效率高于腹膜透析，但由于血液透析过程中的血流动力学改变，要求患者有一个相对强健的心脏。此外，患者需要事先进行一个小手术，在身上制造一个能和透析装置相连接的通路。此后根据患者的症状，开展每周2～4次的透析治疗。每次透析一般需要4小时。这样的治疗安排多少会打乱患者原先的工作计划和生活方式。

近年来绝大多数终末期糖尿病肾病患者采取腹膜透析。

一方面是因为糖尿病患者的血管条件通常不太好，不适合需要建立人工血管通路的血液透析操作，有些患者在成功建立了血管通路后通路"成熟"的时间较慢。另一方面，腹膜透析不增加心脏负荷及应激，能较好控制细胞外液容量和高血压。

有些患者在特定情况下，进行腹膜透析的同时，还可以腹腔注射胰岛素，操作方便，节省费用。但由于腹腔注射胰岛素有可能促使腹膜纤维化，一般不提倡长期使用。此外，腹膜透析也会带来一些苦恼，某些病人因长期腹膜透析而吸收大量葡萄糖，导致肥胖和高脂血症。

近些年，医学科学家们也在研究透析装置的小型化和便携化。或许到了不久的将来，晚期肾病患者可以轻松地在口袋里揣上一个"人工肾"，方便地进行透析治疗。

关注自己的神经病变

不要小看糖尿病的神经损害

我们在第一章中了解到，糖尿病的神经病变是所有并发症中最早出现的。但神经的早期损害并不妨碍患者的生活，很多患者不会有自觉症状，也就觉得这个并发症没什么大不了的。那么，事实上呢？

的确，与糖尿病视网膜病变或糖尿病肾病相比，糖尿病的神经病变在早期阶段时，既不损害重要脏器，也不像眼睛受累这样容易"先知先觉"。但如果您体会到正是这"后知后觉"最终造成了肢端坏疽、糖尿病足，甚至需要截肢的悲剧，还会对糖尿病的神经损害无动于衷吗？更可怕的还有，如果神经病变累及中枢神经系统，甚至可能会造成猝死。

另外，由于糖尿病神经病变发生的时间早，不易察觉，患者不可掉以轻心，认为这个并发症离自己还远着呢，糖尿病患者需要做到定期复查，以期早期发现。

症状轻时只需控制血糖即可

和其他的并发症一样，糖尿病神经病变，无论病情轻重，治疗的基础仍旧是血糖的良好控制。没有把血糖控制好，采用什么治疗手段都是"竹篮打水一场空"。

尤其对于比较轻的病变来说，血糖得到良好控制之后，对神经病变的治疗可谓是釜底抽薪，没必要采用别的什么方法。事实上，有不少糖尿病患者就是在接受入院教育，开展饮食疗法和运动疗法的实践后奇迹般地感受到病变的好转的，这样做也为将来治疗的继续奠定了良好的信心基础。

有时，迅速实现血糖的改善后，有些患者会感觉到麻木、疼痛不适，实际上这并非什么危险的信号。但如果患者在治疗过程中出现不适，还是应该及时和医生沟通。

症状重时需要使用药物

糖尿病神经病变症状轻的时候，单靠血糖控制已足够，但如果症状重，仅凭血糖的调节也只能算是杯水车薪，不能有效治疗疾病。糖尿病神经病变的症状众多，根据不同症状需要采取不同的药物治疗。

针对神经病变的药物种类繁多，根据功效不同，可大致分为扩血管治疗和营养神经治疗两大类。

由于导致糖尿病神经病变的一个重要原因是血管性缺血和缺氧，因此，通过扩张血管和疏通微循环可以增加神经细胞的血供及氧供，使受损的神经细胞得以修复和再生，对神经有保护作用。常用的血管扩张剂有己酮可可碱、前列腺素E1、山莨菪碱和钙离子拮抗剂（如尼莫地平）等。营养神经治疗以往多使用大剂量的B族维生素，目前临床上多选用维生素B$_{12}$，它能够渗入神经细胞内，修复受损的神经细胞，改善神经病变症状。另外还有神经生长因子，能改善周围神经病变所引起的肢体疼痛。醛糖还原酶抑制剂（托瑞司他）也有助于保护神经功能，改善疼痛。

此外，还有针对神经病变的特殊症状进行的治疗。如胃动力下降者可以使用多潘立酮（吗丁啉）等胃肠动力药，体位性低血压者必要时可服用9α-氟氢可的松，阳痿患者可试用万艾可治疗。

治疗时间长，不要轻言放弃

糖尿病神经病变出现的时间早，症状多，治疗复杂。有些症状重的患者仅止痛治疗就是一个漫长艰巨的任务，有时经过长时间的治疗仍难显成效，不少人会因此而质疑治疗方法，丧失信心。此时，患者应该及时向医生寻求帮助，医生会帮助患者分析疾病的情况，并让您重新收获治疗的决心。

莫小看动脉粥样硬化

动脉粥样硬化通常累及大型及中型的弹力型动脉，以主动脉、冠状动脉及脑动脉为多见，受到病变侵蚀的血管通常失去弹性，容易发生管腔闭塞或管壁破裂出血等严重后果。

动脉粥样硬化与年龄的增长关系密切，多见于40岁以上男性和绝经期后女性。糖尿病也会助长动脉粥样硬化的发生。

动脉粥样硬化导致的疾病众多，其中不乏令人闻而生畏的脑梗死和心肌梗死。因此，我们对动脉粥样硬化要保持足够的警戒性，要想方设法阻止其靠近的脚步。

血糖控制好可延缓动脉粥样硬化进展

关于动脉粥样硬化的促进因素，我们在第一章中已经接触，并了解了"代谢综合征"这个名称。在此，我们再次详细叙述动脉粥样硬化的促进因素，并列表说明（表6-4），大家可以针对这些因素有的放矢地处理。

表6-4　自我检测：动脉粥样硬化的促进因素

标记	促进因素	具体内容
□	年龄增长	男性大于45岁 女性大于55岁
□	血糖控制不佳	空腹血糖大于7毫摩尔/升 糖化血红蛋白值大于6.5%
□	吸烟	越频繁危险度越大
□	肥胖	BMI大于25
□	高胆固醇血症	总胆固醇在220毫克/分升以上 低密度脂蛋白（LDL）在140毫克/分升以上
□	高密度脂蛋白含量低	高密度脂蛋白（HDL）在40毫克/分升以下
□	高血压	收缩压大于140毫米汞柱 舒张压大于90毫米汞柱
□	有动脉粥样硬化家族史	直系亲属发生过脑梗死、心肌梗死、冠心病等
□	平日不运动	久坐工作，无运动习惯
□	压力大，持续疲劳	处于工作、学习、生活的负担中

注：所有的项目中只要存在一种就有发生动脉粥样硬化的危险。符合的项目越多，发生病变的危险性也就越高。

这些动脉粥样硬化的促进因素中，除了年龄增长是您无法改变的之外，其他大多数是可以通过努力控制而改善的。其实，细看这些因素，归根结底基本上都是不良生活习惯所致。这也就和糖尿病的治疗有着异曲同工之效。因此，只要您下定决心好好控制糖尿病，也就可以最大限度地避免动脉粥样硬化的骚扰。

从医疗角度出发，要想使粥样硬化的血管"返老还童"，重新变得光洁如初，是一件极其困难的事。以现在的药物水平，能实现的也就是控制粥样硬化的病情，使之不再发展。

对糖尿病患者而言，除了好好控制血糖以外，还要在高脂血症、高血压、高尿酸血症等方面多留些心眼。

用超声波来探测动脉是否发生硬化

近年来，通过超声来判断动脉粥样硬化及其严重程度已成为一种越来越普遍的手段。

具体说来，就是用超声探头对准患者的颈动脉，计算内膜和中膜的厚度，据此推算心脏、脑部动脉的粥样硬化程度。有统计资料表明，根据颈动脉的超声探查来推断心脏冠状动脉的情况，其符合率高达80%。

颈动脉壁肥厚，可见于血糖控制不好的糖尿病患者。反言之，对糖尿病患者而言，只要努力实现了血糖状况的改善，在一定程度上也就阻止了动脉粥样硬化的进展。如果您想要全面抵抗粥样硬化，还需要想方设法去控制高脂血症和改善高血压状态。

由于颈动脉的超声检查省事省时，无痛苦，患者接受度高，广泛应用于临床，现在已经成为一种排查动脉粥样硬化的常规手段。

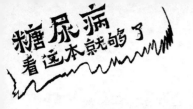

糖尿病合并"三高"时如何处理

合并高脂血症时

提起高脂血症的治疗，首先仍旧是饮食疗法的实施和运动疗法的执行。除此之外，患者还可以寻求降脂药的帮助。

三甲基戊二酰辅酶A（HMG-CoA）还原酶抑制剂，也就是我们平时所说的他汀类药物，是最常用于临床的降脂药。它能够降低甘油三酯、胆固醇以及危害人体的低密度脂蛋白，还有助于提升对人体有利的高密度脂蛋白的含量。

合并高血压时

同样，在改善生活习惯的同时，可能需要加用降压药物。降压药物可分为以下几大类。

1. 血管紧张素转化酶抑制剂（ACEI）或血管紧张素Ⅱ受体拮抗剂（沙坦类）：通过抑制有升压作用的血管紧张素转化酶的作用，实现血压的下降。除了降压作用外，还有降低尿蛋白的作用，同时还有利于心脏的保护。这是糖尿病患者中，较为值得推荐的降压药类型。

2. 钙离子拮抗剂：可以抑制交感神经兴奋，扩张血管，使血压下降。

3. α受体拮抗剂：同样可以抑制交感神经兴奋，通过扩张末梢血管，下调血压。

4. β受体拮抗剂：作用于心脏的交感神经，抑制其兴奋，减少心输出量，使血压下降。此类药物可以预防心肌梗死和冠心病，广泛用于此类疾病的二级预防。

5. 中枢神经抑制药：作用于大脑中枢，实现血压下降。目前一般很少使用。

6. 利尿药：通过排出多余的水分，减少水钠潴留，降低血压。

如果您是一名高血压患者，至少要做好三点：①在饮食方面还要注意减少食盐的摄取；②在药物选择上遵从医生的建议；③按时服用药物，合理监测血压变化。

合并高尿酸血症时

尿酸是嘌呤的分解产物，通过血液运输和排泄。当尿酸在血液里的浓度异常升高时，可形成尿酸结晶，如果这些结晶在足部关节处沉积，便会引起痛风的发生。尿酸还会"煽风点火"，会促进动脉粥样硬化的发生和发展。

对待高尿酸血症，饮食方面要注意控制嘌呤的摄入。平时注意多喝水，可以饮用苏打水，以促进尿酸从尿液中的排出。如果通过饮食控制和适量运动，患者的尿酸水平仍很高，时不时会发生痛风的话，需要在医生指导下使用降尿酸药物。

治疗高尿酸血症的药物主要有两大类：一类药物促进尿酸的排出，苯溴马隆是其中的代表；另一类药物抑制尿酸的生成，常用的药物有别嘌呤醇和非布司他等。如果痛风急性发作，可以对症止痛处理，使用抑制炎症的非甾体抗炎药物，或者在医生指导下使用秋水仙碱，甚至短期使用激素类药物以迅速缓解炎症。

糖尿病与冠心病

冠状动脉走行于心脏表面，为心脏提供氧气和营养，使人体的动力系统——心脏保持活力。如果冠状动脉发生粥样硬化，心脏供氧不足，就可能引起冠心病、心肌梗死等缺血性心脏病。

糖尿病患者发生心肌梗死的风险是健康人的3倍以上，毕竟，心脏血管长时间泡在"糖水"中，会变得相对脆弱。在欧美国家，有统计资料显示，40%～50%以上的糖尿病患者最终因为心肌梗死死亡。北京协和医院分析1958～1977年20年间1000例糖尿病患者，其中380例合并冠心病，占38%。因此，医学上把糖尿病看作是冠心病的等危症。

此外，普通患者发生心肌梗死时，会感到明显的胸闷、胸痛，甚至有濒死感。而有些糖尿病患者由于神经末梢受损害，感觉迟钝，在心肌缺血的时候并不知道，甚至发生心肌梗死时也没有明显的不适症状，我们称之为无痛性心肌梗死。

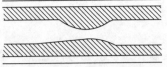
冠状动脉血管壁内脂肪和胆固醇沉着，造成血管的部分狭窄，影响血流供应，造成心肌缺氧。

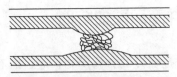
冠状的脉狭窄的部分血栓堆积，完全阻碍血流，心肌失去供氧，造成细胞坏死。

事实上，这种无痛性心肌缺血的现象在糖尿病患者中并不少见，这一点值得广大患者和医护人员的重视。

心脏是人体最重要的脏器之一，急性心肌梗死一旦发生，需要立刻急诊治疗。常用方案有溶栓术和介入治疗两种。溶栓术指的是使用药物让堵塞在冠状动脉内的血栓溶解，恢复血运，防止心肌的坏死。介入治疗指的是经外周动脉输送导丝探查冠状动脉狭窄的部分，并使用支架撑开狭窄部分，实现血管再通。从目前的证据来看，介入放支架的治疗方式具有很好的安全性和有效性，关键时刻，能够挽救患者生命。

如果冠状动脉狭窄的部分太长，病变的血管太多，难以通过介入手段治疗时，就需要寻求外科手术的帮助，采用一种叫做"心脏搭桥"的方式，选取人体其他部位的小血管，绕过狭窄的冠状动脉，创造出其他通路，以提供心脏血运。

糖尿病与脑血管疾病

脑血管病变有许多种，其中最典型的是脑组织之间的血管以及与脑组织相连的血管发生了动脉粥样硬化，诱使脑梗死的发生。

脑梗死可分为脑血栓形成和脑栓塞症两种类型。脑血栓形成是指由于脑动脉粥样硬化，血管内膜损伤使脑动脉管腔狭窄，进而因多种因素使局部血栓形成，使动脉狭窄加重或完全闭塞。脑栓塞症指脑部以外的血管形成血栓脱落，流经脑血管的狭窄处时发生堵塞。由于糖尿病影响全身的血管，容易形成动脉

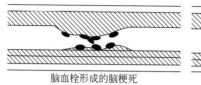

脑血栓形成的脑梗死

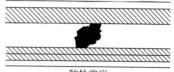

脑栓塞症

粥样硬化，这也就给脑梗死的形成埋下了许多"定时炸弹"。

脑梗死的患者多在安静休息时发病。有的患者一觉醒来，发现自己口眼歪斜、半身不遂、流口水、吃东西掉饭粒、举不动筷子，这就是发生了脑梗死，常使人猝不及防。治疗不及时，还会留下脑梗死后遗症。脑血栓形成所致的脑梗死，起病缓慢，从发病到病情发展至顶峰，常需数十分钟甚至数天时间。而脑栓塞引起的脑梗死，起病多较急骤，常在数秒钟或数分钟达高峰。

糖尿病患者，尤其是老年患者，通常身体较弱，本身已有数种疾病缠身，如果再合并脑梗死，更是雪上加霜。由于梗死区可以在短时间内扩大，还会发生许多合并症，所以死亡率和致残率都是比较高的。

脑部血管的损害一经发现，患者需要立即就诊，以减少后续并发症的机会。

其他并发症如何应对

下肢动脉硬化闭塞症

下肢动脉硬化闭塞症是由于下肢动脉的粥样硬化，造成下肢血运障碍而导致的疾病。它是动脉粥样硬化的重要肢体表现。既然该病和血管联系在一起，可想而知，糖尿病患者自然也就成为该病的高危人群。

下肢动脉硬化闭塞症的患者，常常会感觉足部冰凉、麻痹不适，因为血运不足，还会导致发绀。最典型的症状被称为"间歇性跛行"，严重时患者每走上几十步，就会感到双足疼痛，需要休息一会儿才能够继续前进，间歇性跛行引起的常常是钻心的疼痛，让人无法忍受。

但有时候，糖尿病患者合并周围神经病变，感觉迟钝，体会不到下肢动脉硬化闭塞有多么难受。但这并非什么好事，由于神经病变，所以患者对足部伤口的疼痛不敏感，动脉硬化闭塞症影响肢体血供，更是令伤口难以愈合，因此，肢端坏疽的概率也较一般糖尿病患者高。

在治疗上，应对下肢动脉硬化闭塞症最为重要的仍旧是血糖的改善。对于那些会促进动脉粥样硬化的因素诸如高血压、高脂血症，自然也要一并纠正。

和其他动脉粥样硬化疾病一样，下肢动脉硬化闭塞症可能要使用抗血小板和血管扩张药。病情严重时，需要采取手术治疗，常用的方式有经皮球囊血管成形术和放置血管内支架。患者需在医生指导下选择治疗方案。

白内障

白内障是由于晶状体混浊导致的，晶状体是眼睛重要的折光系统，进入眼内的光线必须经过晶状体，若晶状体变得不清澈透明，阻挡了入眼光线，或者使进入眼睛的光线偏曲、扩散，均可影响视力。

白内障有多种病因。糖尿病作为诱因，由于高血糖的持续状态，导致眼睛里房水的渗透压增高，晶体纤维肿胀，进而断裂、崩解，最终晶体完全混浊。患者会有视物不清、见光晃眼等种种不适。

另外，白内障还和老龄明确相关，是机体老化的标志之一。糖尿病患者的白内障，高血糖和老龄两方面原因通常并存，共同导致发病。

糖尿病性白内障的治疗要兼顾两方面：一是控制糖尿病。良好的血糖控制具有预防白内障发生或发展的作用，而持续高血糖则加速白内障的进展。二是手术治疗。目前虽然有一些药物能够在一定程度上抑制病情进展，但不能实现根治。糖尿病患者的白内障一旦成熟，手术是最终的治疗选择。

现在，手术的方法有几种，有直接的刀片手术，有超声乳化技术等。但万变不离其宗，结果都是摘除混浊的晶状体，植入人工晶体，让患者重现光明。

如果需要手术治疗，术前必须使血糖控制实现满意，并清洁体内潜在的感染病灶，同时还要让高血压得到妥善的控制。

青光眼

青光眼是指眼内压力持续或间断升高的一种眼病。眼压的升高给眼球各部分组织和视功能带来损害，造成视力下降和视野缩小。如不及时治疗，视野可全部丧失，甚至失明。

青光眼病变和眼球的一个结构——虹膜有关。虹膜是环绕在瞳孔四周有色彩的部分，位于眼球中血管膜的最前方，它的颜色遗传自父母，中国人的"黑眼睛"的部分指的就是它。虹膜像个百叶窗，负责调节进入眼球的光线，起着重要作用。

既然虹膜是血管膜的一部分，糖尿病也会对它产生影响。如果虹膜上发生新生血管，形成纤维组织，使调节眼内压的液体（房水）在眼球里进出不便，就不可避免地发生高眼压，也就形成了青光眼。糖尿病引起的青光眼治疗困难，若不及时处理，发生失明的可能性较大。

你可能会想，提起治疗，毫无疑问，摆在第一位的仍旧是控制血糖。遗憾的是，糖尿病性青光眼一旦发生，即便是再好好地改善血糖，通常也不会有很好的疗效。如果使用一些降低眼压的药物效果仍旧不明显的话，就需要手术治疗了。现在比较流行的是激光手术，即利用激光照射虹膜，形成一个小洞，以舒解眼压。如果激光手术不奏效，就可能需要"动刀子"，制造一个房水排出的"泄洪通道"，以降低眼压，缓解症状。

体位性低血压

体位性低血压是指患者从卧位到坐位或直立位时，或长时间站立后出现血压突然下降，并出现头昏、头晕、视力模糊等不适的现象，属于自主神经功能障碍的一种。当患者合并严重的糖尿病神经病变时，也容易导致体位性低血压。

健康人站立起来的时候，正常的自主神经能够调节脑部的血流量，保证充足的血流灌注。糖尿病神经病变累及自主神经时，调节功能受损，不能"随机应变"地调整脑部血流量。这就造成了糖尿病患者的体位性低血压，站立时容易发生头晕、黑蒙，严重时甚至会突然丧失意识。

和其他神经病变一样，症状较轻时，只要好好控制血糖，体位性低血压的苦恼就会自然而然地离您远去。当然，在改善血糖的这段时间里，患者需要注意久坐之后站起时一定要缓慢，夜间睡眠时使用高枕，还可以穿上弹力袜，防止血液在腿部的滞留，确保大脑能有足够的血流。

症状严重时，除了控制血糖之外，还需要采用药物治疗，通常医生会处方一些能够收缩末梢血管的药物。

腹泻和便秘

糖尿病神经病变累及到管理排便的自主神经，影响大肠的运动时，还会带来腹泻和便秘的苦恼。

这是一个挺折磨人的症状。腹泻发生时，患者排出的常常是稀水样便，刚上完厕所又想再去，还经常在夜里发生，让人睡不安稳。几天后，腹泻是停止了，但便秘的烦恼来了。如此反复，腹泻和便秘交替发生。除此之外，腹泻、便秘的患者还会有恶心、呕吐、胃胀的表现，这同样是由于自主神经影响了胃肠动力的缘故，医学上称为糖尿病性胃轻瘫。

腹泻发生时，基本上是采用止泻药物来对症处理。当然，在此之前，还需要做一个大便的常规化验，排除肠道感染等其他可能。年纪较大的患者，如果腹泻症状严重，容易发生脱水危险，需要及时到医院进行相关的检查，并及时补充水分和电解质。

糖尿病患者的便秘症状通常较为顽固，除了好好控制血糖，防止自主神经病变的发展以外，最好服用通便药物。如果患者已经好几天没有排便了，在规律服用通便药物之前，还应该先灌肠彻底去除稽留的大便。

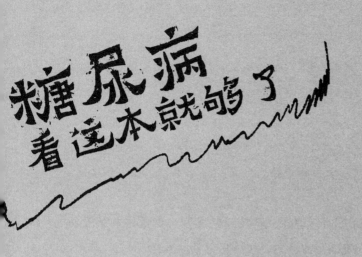

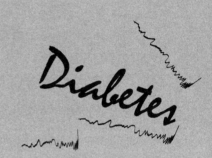

第七章
未来已来，人类能够战胜糖尿病吗

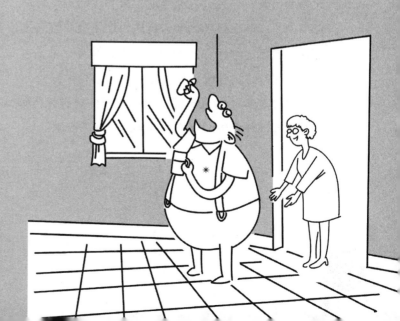

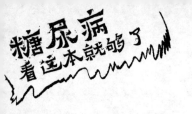

这是一个最好的时代。

科技飞跃，医学进步，观念不断更新。今天的寻常事物，在十多年前，恐怕像遥不可及的梦。

如今，关于糖尿病的许多治疗理念、科技或是发明也如雨后春笋般涌现，有些虽然尚处襁褓之中，但充满着生命力，也终将茁壮成长。

饮食和运动的智能伴侣

在过去，我们了解到，糖尿病患者身上有两种比较本质的变化：胰腺B细胞功能下降和胰岛素抵抗。而造成这种变化的原因，一部分和肥胖本身是有关的，尤其是内脏脂肪堆积。

肥胖怎么办？关键是少吃多运动。但听到这几个字，许多人怕是要皱起眉头。

但如今，我们已经看到科技赋予我们生活的变化——智能手机和各种随身设备的出现，已经开始充当起饮食和运动的贴身助手了。琳琅满目的各种饮食APP中，能够大致精确地告诉您每顿饭摄取的热量和营养组成，运动类APP伴随您的锻炼过程所形成的跑步路线或健身记录还可以随时分享朋友圈，让枯燥的运动过程不再乏味，甚至还会激扬您的斗志。

饮食和运动的成果呢？就让智能体重秤和人体成分分析设备来告诉您吧。这个过程同样可以丈量您的成果，让您备受激励。

不伤手指的血糖监测

十指连心，每扎一下都是钻心的疼痛，尽管这种扎手指的小针已经有很大改进，监测血糖仍是许多糖尿病患者每天最不愿意面对的"修行"。

何况是，血糖不稳定的时候，可能一天需要扎上5次以上！

好消息是，科技的进步已经带来了血糖监测的变革。目前，科技界的能工巧匠研发出一系列无创血糖监测设备。当您戴着一块智能手表，表头的探头透过皮肤表面就能监测血液中葡萄糖的含量；当你早晨起床戴上一片隐形眼镜，通过泪液就能实时感知和换算血糖的情况！

这已经不是遥远的梦想了。尽管目前此类无创血糖监测设备的造价较为昂贵，监测数据的稳定性也有待进一步的考量，在这日新月异的时代变革中，相信在未来不远的一段时间，无创血糖监测会逐步走进糖尿病患者的日常生活。

胰岛素的华丽变身

糖尿病患者之所以要忍受频繁的血糖监测，很大程度上在于我们使用的药物不那么"聪明"，不会根据人体的血糖情况"随机应变"。

在糖尿病的治疗历程中，胰岛素是跨时代的发现。在新时代来临之时，科学家们也正在不断打造新一代的胰岛素。

我们期待的理想胰岛素是这样的：性质稳定，起效迅速，作用时间长，最好还能模拟人体胰岛素分泌的起伏变化，副作用小，不容易发生低血糖。

只要敢想，科学就会告诉你答案。

我们目前已经应用于临床的甘精胰岛素作用时间长达24小时，可以模拟人体基础胰岛素的分泌。最近，另一种叫做Degludec的胰岛素问世，它的作用时间比甘精胰岛素还长，作用更稳定，夜间发生低血糖的风险很小，已经被欧洲的一些国家批准使用。但需要注意的是，美国食品与药品管理局（FDA）质疑该药的心血管风险，它的未来走向如何，我们还需静观其变。

除了作用更强更持久，我们还希望胰岛素更加"聪明"，懂得变通。科学家们在设计一种"聪明胰岛素"，它在血糖不高时有些"懒洋洋"，而当血糖升高时，它就会化身为糖化胰岛素，和凝集素结合之后释放胰岛素，发挥降糖功效。这种有趣的药物设计尚在早期雏形阶段，未来一旦成功，势必成为明星药物。

胰岛素皮下注射的过程尽管不是特别疼，但总归不那么友好，如果能改变胰岛素的使用方式，比如设计出吸入或口服剂型该多好呀？

是的，这方面的研究也正方兴未艾。几年前，吸入胰岛素已然被设计出来了，但吸入设备的实用性和剂型的稳定性备受挑战，并且有人质疑其对肺部疾病甚至肺部肿瘤的危险性。吸入胰岛素这几年并没有大面积铺开使用。而口服胰岛素的设计也是极具挑战的，我们不仅要避免消化系统对胰岛素的破坏，还要保证能有足够剂量的胰岛素吸收入血，难度极高。

然而，希望总归是要有的。

代谢手术

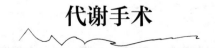

随着医学的发展，传统医学分类中，内科和外科的界线也逐渐模糊。糖尿病这种经典的代谢疾病，本该属于内科治疗的范畴，近年来也不断有创造性的外科手术打破传统，开创糖尿病治疗的新思路。

早在1995年，Pories及其同事报道了146例糖尿病合并肥胖的患者，他们在进行胃旁路手术之后，不仅成功实现了减重，八成以上的患者还收获了血糖的长期稳定。

最初，医生们尝试这种减肥手术，仅仅是想让肥胖患者的"大胃王"变成"小鸟胃"，少吃一点好减肥。但人们随后发现，手术还有多方面的神奇功效。

比如，它能增加餐后胰高血糖素样多肽-1等物质的分泌，改善胰岛B细胞功能。当人们发现此类手术给代谢性疾病带来的全面改善之后，"减肥手术"的俗称也演变成了"代谢手术"。

后来，代谢手术的术式不断丰富，胃部成形术、可调节胃束带术、胃袖状切除术、胆胰分流术、胃内气球术等术式应运而生。如今已有十多万例患者接受了代谢手术，将近80%的患者实现了糖尿病的稳定缓解和血糖的改善。基于代谢手术神奇的疗效，甚至有外科医生大胆提出：我们要不要把代谢手术推荐为更为优先的治疗手段？

立马有内科医生跳了出来：且慢！手术的效果并没有和传统糖尿病的治疗手术进行过头对头的对比研究呀，况且，现在糖尿病的治疗药物不断更新迭代，如果吃颗药就能解决的事情，为什么非要动上一刀呢？

这，就是医学科学，有争论，有思辨，在探索中进取，在负重中前行，不断迈向新世代。

造个胰腺好不好

糖尿病发生的根源在哪里？答案当然是胰腺。

那么，如果患者能够拥有一个功能健全的胰腺，是不是就一劳永逸了呢？

的确有这种方法，这便是胰腺/胰岛移植。胰腺移植属于器官移植的一种，如果手术成功，胰腺焕发新生，患者有望脱离胰岛素的使用。而胰岛移植术创伤更小，通过导管针，向接受移植的患者肝脏内注入纯化的胰岛细胞就可以了。但遗憾的是，胰岛移植不如胰腺移植稳定，在移植数年后，移植的胰岛细胞可能会死亡。

而且，这种看上去很完美的移植术，并不意味着药物治疗的一劳永逸。由于移植的器官/细胞毕竟不是自己的，移植患者需要长期服用抗排异药物。再者，由于器官供体有限，胰腺/胰岛移植的远期效果还有待观察，这种新手段距

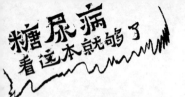

离成熟还有很长一段路要走。

　　既然别人身上的东西不适合，我们让自己的胰腺再长一个出来好不好？

　　这种前沿医学技术叫做干细胞。干细胞来源于自己的身体，它和其他细胞不同，具有再生和分化的能力。如果有办法诱导其分化为胰岛细胞，具有分泌胰岛素功能的话，理论上说，这具有治愈糖尿病的可能。并且，由于这干细胞本来就是自己身上的一部分，治疗后完全不需要服用抗排异药物。

　　遗憾的是，目前这种技术还处于非常萌芽的阶段，远没有达到临床应用的程度。那些暗地里打着招牌，号称干细胞治疗糖尿病的医疗广告，现阶段都是不可信的。

对遗传和环境因素的突破性认识

　　糖尿病这种代谢性疾病，存在"体质"问题，可以通俗地理解为：遗传因素将子弹上膛，环境因素扣动扳机。

　　在过去的治疗中，我们都只是在限制那只扣动扳机的手，而对于子弹本身，却显得格外无力。

　　就在近些年，我们认识到，母亲的"糖尿病体质"在一定程度上影响子宫内的胎儿，导致基因表达的改变，促使胎儿肥胖和2型糖尿病的概率增加。糖尿病具有多基因相关联的遗传背景。通过候选基因的筛选，人们最早发现PPARγ基因和2型糖尿病的相关性。此后，通过全基因组相关联分析（GWAS），人们筛选出五十多种和2型糖尿病相关的基因。另外，我们还认识了53种与血糖和胰岛素浓度相关的基因（其中33种与2型糖尿病相关），以及一些与肥胖和胰岛素抵抗相关的基因。

　　现在，我们能从基因层面改变糖尿病吗？

　　很遥远，但或许也不远了。既然我们找出了致病基因的"巢穴"，未来的科学技术就可能精准地瞄准它们"开枪"。

除了人体自身的基因，最近人们还将目光投向了人体肠道中的细菌。告诉你一个令人吃惊的事实：我们肠道细菌中含有的遗传信息是人体本身遗传信息的100倍之多，它们构成了人体的"宏基因组"，在一定程度上影响人体的代谢和疾病的发生。

已经有证据表明，肠道菌群的结构与肥胖及2型糖尿病具有关联性，一些研究也提示：肠道菌群的调整（比如"粪便移植"），可以改变人体的代谢，增加胰岛素敏感性，减缓糖尿病的进展。

"粪便移植"，听起来不那么文雅是不是？不看广告看疗效，我们就怀着乐观的心情期待研究的进展吧。

希望不灭，未来已来。

让我们对糖尿病的治疗充满信心，在当下，在今天，从小事做起，走好糖尿病治疗的每一步。

从今天直到未来。

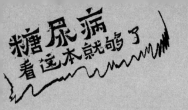

糖尿病小课堂

第 1 讲 通过哪些症状早期发现糖尿病?	扫码获取
第 2 讲 糖尿病门诊带什么资料?	扫码获取
第 3 讲 吃药为什么血糖不降?	扫码获取
第 4 讲 肥胖对糖尿病有什么坏处?	扫码获取
第 5 讲 糖尿病服用药物后会有依赖性吗?	扫码获取

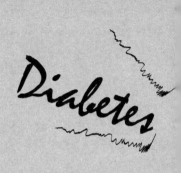